チック・トゥレット症の子どもたち
内的感覚の理解と治療意欲を支える

星野恭子——著

王韻絜——譯

從不一樣到被理解

傾聽妥瑞症患者的聲音

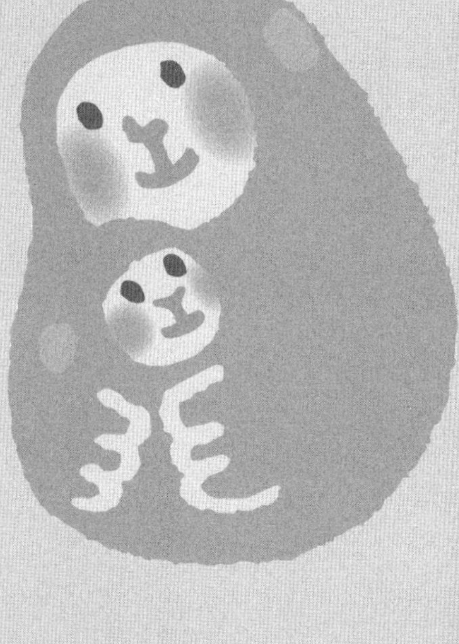

前言

不自主的抽搐（Tic）／妥瑞氏症（Tourette Syndrome）是一種極難闡明其發病機制和治療方法的疾病，儘管我在過去二十年內持續從事該疾病的臨床工作，但仍無法完全掌握不自主抽搐和妥瑞氏症的一切病況。

我所任職的日本瀨川兒童神經醫學紀念診所的醫護人員們，一路以來持續傾聽此病症患者的心聲並盡全力治療。本書中將會分享根據我們臨床經驗、實際使用的治療法及日本國內外最新研究基礎，關於不自主的抽搐／妥瑞氏症患者本人、家人及相關人員務必了解的資訊。

對於「像我這樣未患有抽搐症（Tic Disorder）的人」來說，也漸漸深切體悟到原先很難理解患者們所一致抱怨的「刺癢感和非動不可的感覺」。本身患有不自主抽搐／妥瑞氏症的日本CBIT治療協會代表木田哲郎博士（將於後續章節進一步介紹）為不自主抽搐和內在感覺之間的關係作了說明：「不自主抽搐患者對身體產生的刺癢感忍受度較低，於是會因刺癢感做出能舒緩的動作，對他們來說，這是消除刺癢感的一種高度適應性動作。」

曾有一位罹患不自主抽搐／妥瑞氏症的病人對我說：「醫生平常應該也會突然覺得哪裡癢癢的吧？像這樣的感覺對我們來說既強烈又容易知覺到。」我其實也一直很想知道「刺癢感究竟是什麼感覺？」總不太能夠感同身受。

因此，本書主要透過一名未患有此病症的醫生視角，將迄今為止所習得的醫學知識與臨床實務經驗彙整成書，除了希望能造福家長、支援人員及治療師等人，也期盼它是一本能更接近疾病核心的書。雖然這些內容就像是我在治療不自主抽搐／妥瑞氏症時努力摸索的成果，但若是有幸能讓大家從中獲取一些實用資訊將實為榮幸。

不自主抽搐與妥瑞氏症是一種涉及強烈內在感覺的疾病，時至今日仍有研究人員無法完全闡明的領域，或許實際上能將內在感覺化為語言的就只有患者本人。

另外，坊間常流傳一種說法：「患有不自主抽搐的孩子是因教養者的教養方法不當。」這完全是種誤解。

也因此，我寫這本書的目的就是期盼能幫助患者、家屬及身邊的人了解，「原來可以這麼理解不自主抽搐和妥瑞氏症」，那怕只是一點點，都由衷希望大家能在深入認識此一疾病後感到寬慰。此外，我也盼望大家閱讀過本書後，更能將心比心於罹患此種疾病的人每日的艱辛和想要治癒的渴望。

本書並未涵蓋所有關於不自主抽搐/妥瑞氏症的狀況，因此希望讀者不要擅自認為自己已全面理解相關知識而強迫孩子接受治療。

若這本書能夠幫助加深對此種疑難疾病的理解，即使僅是一小部分的人，我都將感到十分慶幸。

星野恭子

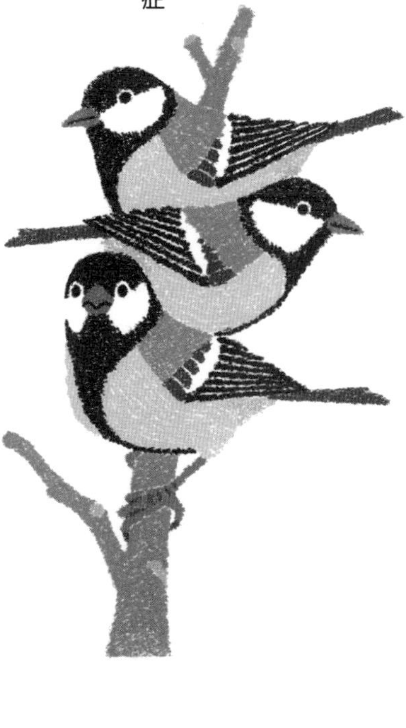

第二章　不自主抽搐與妥瑞氏症的合併症

第三章　與抽搐症及妥瑞氏症相關的檢查

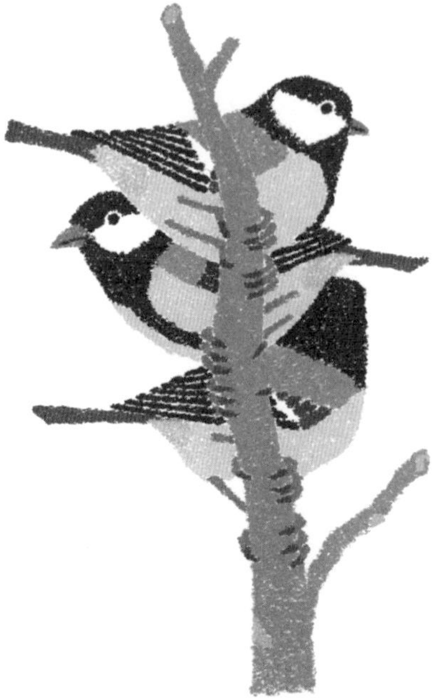

第一章

不自主抽搐是什麼樣的疾病？

1 身體出現不由自主動作的狀態

所謂不自主抽搐指的是眨眼次數突然增加、眼球轉來轉去、因鼻子癢而有擠眉弄眼的表情、輕發出哼哼聲、從鼻中噴氣作聲或明明未感冒卻一直清喉嚨等持續出現這些行為的情況。

醫學術語稱之為「不自主運動」＊（Involuntary Movement），即患者在自我意識清楚的狀態下，身體卻會產生非自主、無法控制的動作。

不過，即使未患有抽搐症，仍會出現不自主運動的症狀。例如，許多人可能都曾有過在打瞌睡時突然醒來的經驗，像這樣的驚醒其實並非出於自我意識。另外，儘管內心告訴自己「要冷靜」，卻依舊無法抑制因緊張而導致手或嘴唇禁不住顫抖的情形，同樣被歸類為不自主運動。

然而從事抽搐症/妥瑞氏症研究及治療的專家中，也有人依據患者可控制部分抽搐的臨床判斷，而將其定義為「半不自主運動」，曾有病患表示：「因為感覺癢癢的，於是有意識地發出聲音或皺皺鼻子試著舒

＊不自主運動：包括肌張力不全症（Dystonia，身體肌肉緊繃）、手足徐動病（Athetosis，臉部和四肢緩慢不規則扭動）、舞蹈症（Chorea，像跳舞一樣搖擺身體）、芭蕾舞症（Ballism，上下肢突然大幅左右擺動）等疾病。

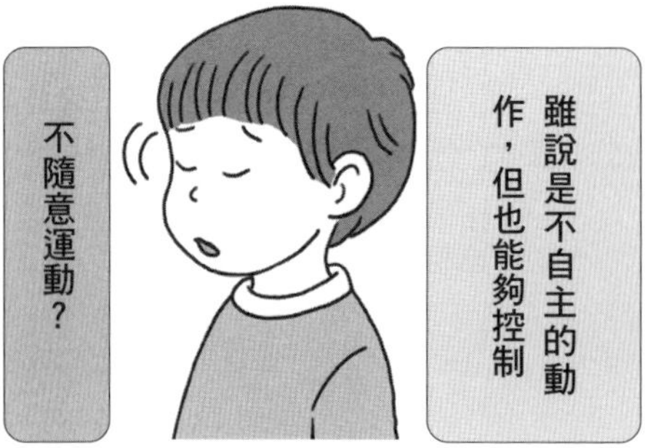
雖說是不自主的動作，但也能夠控制
不隨意運動？

圖1-1
不自主抽搐仍有許多尚未闡明的部分

作者編寫

緩，並非不自主的動作。」（圖1-1）。

該領域研究者將抽搐視為不自主運動的一種，其範圍從僅影響身體某部位的輕微動作——如手部顫抖、臉部抽搐和腿部刺癢感，一直到影響全身的不自主運動——如自發性震顫*（Essential Tremor）、巴金森氏症（Parkinson's Disease）和肌張力不全症等皆包含在內。

我認為抽搐症是由「想要抽搐」的強烈內在衝動所引起，不同於神經內科治療的肌張力不全症或巴金森氏症等不自主運動疾患。也主張聲語型抽動（Vocal Tics）反而存在著強烈的「自主運動（Voluntary Movement）要素，是患者自主發出聲音的」。

關於抽搐症是屬於不自主運動抑或半不自主運動，專家們的意見不一，但已在治療及照護中成為重要的著眼點。

＊自發性震顫：未有明確原因，雙手、頭等部位會不由自主（不隨意）顫抖的疾病。

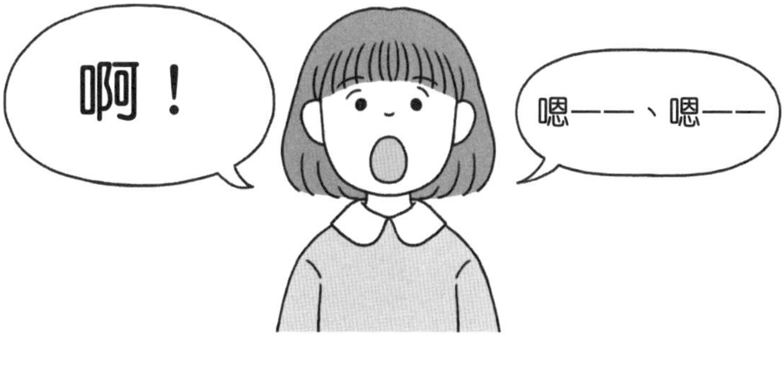

2 動作型抽動（Motor Tics）與神經傳導物質多巴胺的關聯

設立瀨川兒童神經醫學紀念診所，同時也是兒科神經醫學權威的瀨川昌也博士於一九七〇年發現了「瀨川氏症」（Segawa Syndrome）。瀨川氏症的正式名稱是「具有明顯日間差異的遺傳性進行性緊張不全症」（Hereditary progressive dystonia with marked diurnal fluctuation=HPD）。此病常在十歲前發病，因肌肉張力異常而導致姿勢及運動產生障礙，會出現行走困難、無法隨心所欲活動四肢、姿勢歪斜等症狀。根據觀察，通常會從單腿開始，接著擴散至另一隻腿及手臂。

瀨川氏症與中樞神經系統中一種名為多巴胺的神經傳導物質密切相關，其特性是「晨起時病徵輕微，傍晚後會變得嚴重」*，症狀會有很明顯晝夜波動的情形，對於了解不自主抽搐是很重要的一個特點。

眾所周知，身體有意識行動或發出聲音均是來自大腦所發出的指令，多巴胺*更在其中扮演了重要角色。

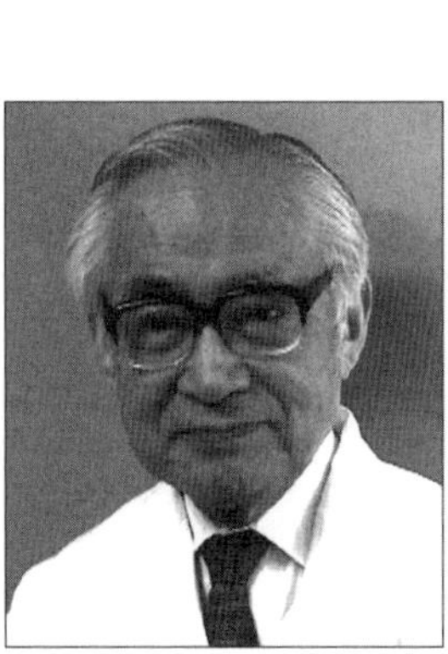

瀨川昌也博士（一九三六～二〇一四年）

*而左旋多巴（L-dopa）卓有成效。

***多巴胺：**參與運動調節、荷爾蒙調節、愉悅感、動機、學習等的神經傳導物質，屬於血清素、去甲腎上腺素、腎上腺素、組織胺等家族成員，統稱為單胺類神經傳遞物質。

巴金森氏症是一種很典型由多巴胺分泌異常所引起的疾病。主要好發於高齡者，致病機轉為大腦內產生多巴胺的神經退化死亡，非屬兒童疾病。不過，瀨川病、不自主抽搐和巴金森氏症都有一個共通點，即與多巴胺神經有所關聯。

3　不自主抽搐的醫學定義

請參見表1-1。不自主抽搐的醫學定義是「單一肌肉或肌肉群短暫、快速、重複且看來並無特定意圖的常同運動」。換句話說，它指的是某一肌肉或肌群在短時間內急促產生外在看起來似乎不具意義的運動。另一方面，稍後將介紹的「複雜動作型」（Complex Motor Tic，參見第二十四頁）雖似乎是短暫而快速的動作，但其動作是有意義的。接著請見下頁的診斷標準分類（表1-2）。

何謂不自主運動？
自主或自發性運動過度但並非四肢無力或痙攣的病症

不自主抽搐的定義
單一肌肉或肌肉群短暫、快速、重複且看來不具意圖的常同運動。約有5～24%的孩童會發病

1885年發現的妥瑞氏症
伴隨模仿語言（Echolalia）及髒話的抽搐
定義：聲語／動作型抽動持續超過一年
流行病學　0.1～0.5／1000，男：女＝4：1

表1-1
不自主抽搐的定義

《不自主運動的診斷與治療》（暫譯，不隨意運動の診断と治療）
梶龍兒 著

表1-2　根據《精神疾病診斷與統計手冊》第五版（DSM-V）分類

1　短暫性抽動疾患（Provisional Tic Disorder）

- 單一或多種動作型抽動（Motor tic）和／或聲語型抽動（Vocal tic）。
- 抽動持續不到1年。

2　持續性（慢性）動作型或聲語型抽動

- 存在一種或多類型動作型抽動或聲語型抽動的疾病，但兩者症狀從未同時出現。
- 抽動的頻率可能會時強時弱，但不自主抽搐首次開始後至少會持續1年以上。
- 未符合妥瑞氏症的標準。

3　妥瑞式症

- 會出現各種動作型抽動及一種或多種聲語型抽動，兩者未必會同時發作，但可能在患病期同時存在。
- 抽動的頻率可能會時強時弱，但在抽動首次開始後至少會持續1年以上。

上述三種情況的發作年齡都在18歲以下。

- 非出於物質性（例如古柯鹼）或其他遺傳性疾病（亨丁頓舞蹈症、病毒性腦炎）的生理作用。

4 不自主抽搐的四種類型

如下頁圖1-2所示，不自主抽搐依狀態分為「簡單抽動」和「複雜抽動」，並以是否發出聲音分為「動作型」和「聲語型」，另再細分為「簡單動作型」「簡單聲語型」「複雜動作型」和「複雜聲語型」。

另外，我將每一類型抽動出現的年齡和身體部位統整於圖1-3，個別特徵則總括於圖1-4。

圖1-2　抽搐症的種類

	簡單抽動：明顯毫無特定目的性而出現的快速、簡單的動作或聲音	複雜抽動：持續時間較長且似乎是有意義的動作和聲音
動作型	**1　簡單動作型** 常發作於臉部到整個上半身 ・眨眼　・轉動眼睛 ・歪嘴　・皺鼻子 ・搖頭……等	**3　複雜動作型** 類似日常的動作 ・彎曲手臂　・跑跳步 ・又蹦又跳　・輕敲 ・嗅覺敏感……等

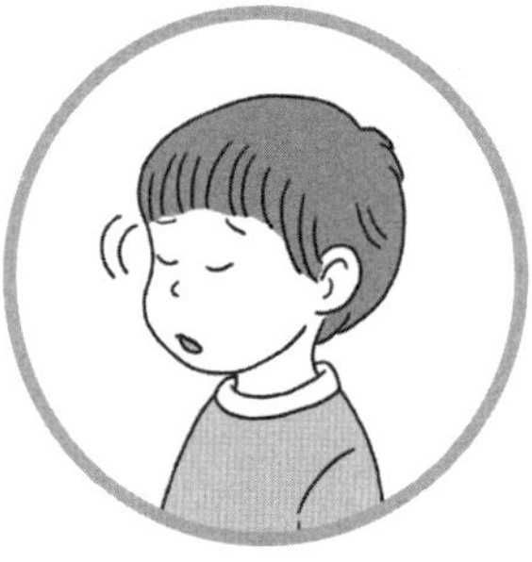

眨眼

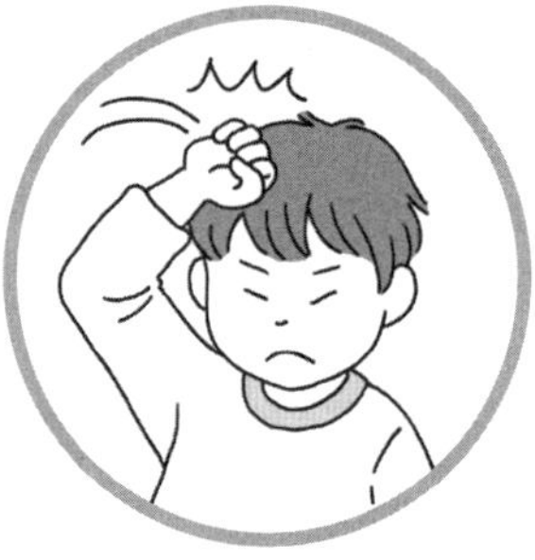

拍打身體

	簡單抽動	複雜抽動
聲語型	**2　簡單聲語型** 發出一系列的單一聲響 ・發出「嗯嗯嗯」等聲音 ・清喉嚨　・從鼻中噴氣作聲 ・喉嚨發出聲音……等	**4　複雜聲語型** 單字、句子等 穢語症 ・不當用語、色情用語、 模仿語言重複言語……等

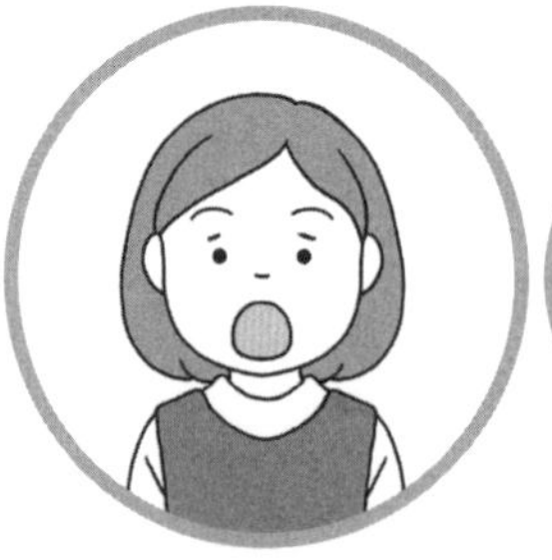

穢語症

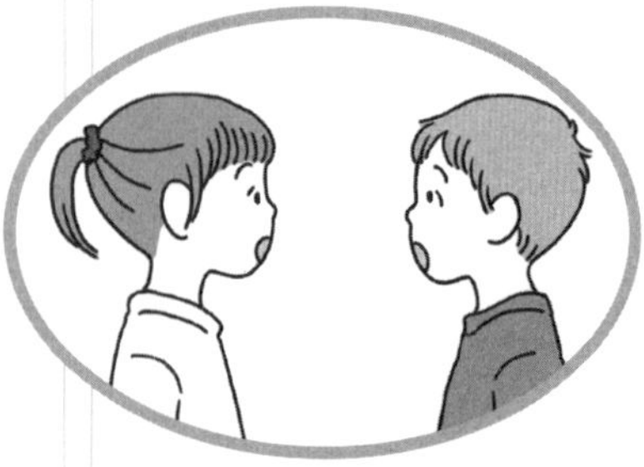

模仿語言
（重複某人的話）

引用編寫自《不自主抽搐／妥瑞氏症手冊：獲得正確理解與支援》（暫譯。チック・トゥレット症ハンドブック—正しい理解と支援のために—）「NPO法人日本妥瑞氏症協會」

圖1-3　不自主抽搐的進展

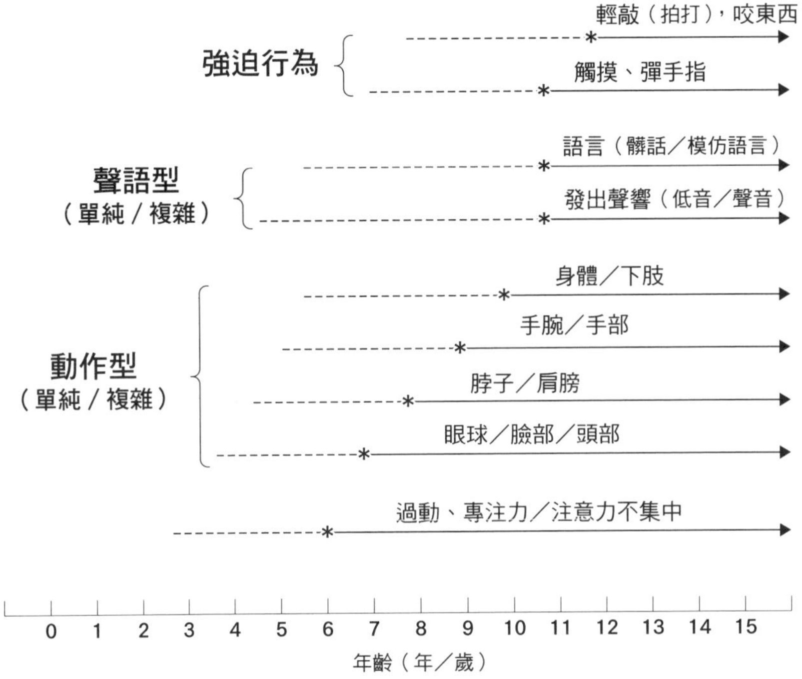

* 記號之前的時間段是表示處於前兆期階段的暫時型抽動）

珍妮・傑格（Jagger Janin）等人，1982 年。部分修改

1. 因壓力、注意力、緊張、晚睡、缺乏運動、電玩遊戲、過敏（鼻炎等）而加劇
2. 通常在睡眠期間消失

非屬不自主運動？

3. 無法控制且會擅自出現，但有時可以忍住
4. 抽搐前，有一種**「非動不可」**的衝動
5. 抽搐後會有**「舒緩感」**
6. 幼兒期的症狀為短暫性的，小學中、高年級的症狀較為複雜
7. 經常併發強迫症、注意力缺陷過動症（ADHD）和焦慮症
8. 併發睡眠障礙與不寧腿症候群
9. 通常與神經發育障礙的併發症有關
10. 多具有家族病史（遺傳因素）

圖1-4
不自主抽搐的特徵

1）簡單動作型

其中單個關節會出現短暫性的無意義抽動，並且常見於頸部以上區域。幼兒時期常會有「眨眼」「擠弄鼻子」「鼻子搔癢感」「上下左右轉動眼珠」「左看右看」「翻白眼」等症狀。其他還可能會有「扮鬼臉」或「皺起整張臉」等明顯整個臉部表情反常的行為。

此外，也能看到「搖頭」的動作，若為「左右搖頭型」，會出現「搖頭甩髮」「向兩側小小搖擺」「用力搖得脖子會痛的程度」等各種搖頭症狀；而「上下點頭型」則會有「頭部向前傾」「持續點頭」「頭向後仰」「猛烈向後搖頭」等行為（若出現頭頸部動作，就含括有「複雜動作型」的元素）。

患有不自主抽搐的孩子經常提及的症狀為「總覺得身體哪裡刺刺癢癢的」，並伴隨著「鼻子好癢」「後頸有刺癢感」和「覺得頭髮好礙事」等抱怨。雖然不容易判斷，但如果患者自訴的這些感受中包含「刺癢讓我焦慮」或「就是很介意某幾根頭髮」等，那麼就要考慮患有「強迫症」的可能性。

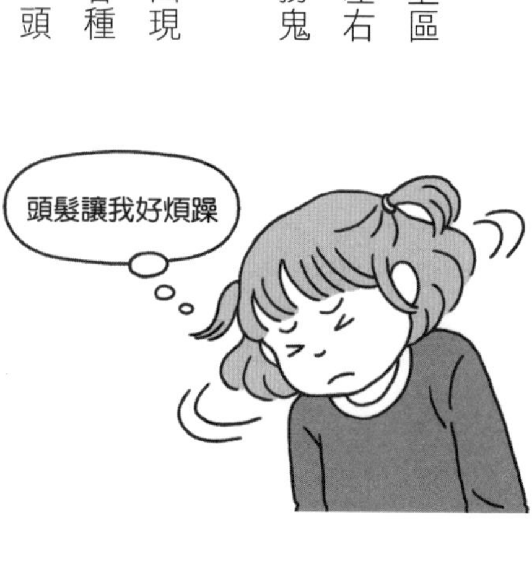

＊**強迫症：**一種精神疾病，即使知道只是一些無關緊要的事，卻在腦海中揮之不去，會一遍又一遍地重複確認相同事項。像這樣於腦海中浮現且無法擺脫的想法被稱為「強迫觀念」。而無法自制地做出某種行為，則被稱為「強迫行為」。請參閱第四十一頁。

單純的抽動包括動作型和聲語型，最常見於幼童和小學低年級生。複雜抽動同樣包括動作型和聲語型，但通常首次發作於小學高年級。因此，若從幼兒期就有複雜抽動的病例，即可預測該名孩子患有強迫症或注意力缺陷過動症（Attention-Deficit Hyperactivity Disorder，以下簡稱ADHD）。

如果成年人只有輕微的簡單抽動症狀，在日常社會生活中不會造成太大阻礙，可判斷為不須治療，但若遇到明明僅是簡單抽動卻嚴重發作的情況，則須考慮「症狀背後隱藏著強迫症和焦慮症」的可能性並持續觀察患者的病情進展。

2）簡單聲語型

指未形成言詞的單一聲音，也包括打噴嚏和咳嗽。常會發出「嗯嗯嗯」「啊啊」「哼哼」「嗚」「啊」「哇」等無脈絡可循的簡單聲音，也有像「哇哇」的哭叫聲及「哈！」這類昂揚高亢的聲響，而這樣的聲音一般還會伴隨著抽吸鼻涕、從鼻中噴氣作聲、清喉嚨或咳嗽聲。

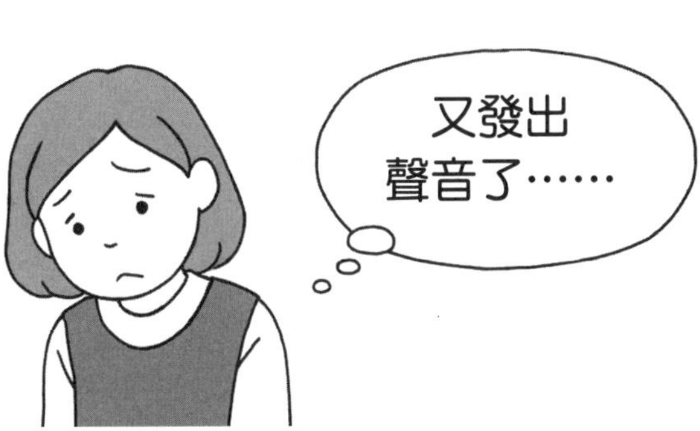

在幼兒時期，大多數聲音都很小，可能很難將它們與過敏或感冒區分開來，也容易忽視這些聲響。

然而，隨著孩子們進入小學，音量會逐漸增大，在教室內、捷運或公車上、圖書館等公共場所容易引人側目，讓人十分尷尬。

此類型會有的徵兆諸如「喉嚨發癢」「喉嚨有刺痛感」「如果不出聲就很不好受」「想透過出聲來發散能量」等，如同動作型一樣皆存在著「抽動前兆」的意識性因素。

病患會對明明「必須保持安靜」卻「不經意發出了聲音」的自我產生厭惡，認為「發出聲音＝引人注目＝被異樣眼光打量」，面對無法控制一連串負面連鎖行為的自己，容易喪失自我肯定感。

此外，縱然父母、家人和身邊的人都願意理解，但由於音量和發生頻率不同，有可能會一不小心就遭受斥責「好吵」，招致人際關係的緊張。

3）複雜動作型

動作型和聲語型抽動都會對日常生活造成重大影響。讓我舉一個最近在臨床上接觸到的動作型病例。

- 用右手重複拍打大腿、腹部、臉頰的動作
- 用手指著某人
- 吃飯時左右揮舞筷子
- 以點的方式寫字
- 蹲下來，雙手貼在地上
- 用手指用力按壓身體某部位
- 一點一點前進然後模仿射門動作
- 仿照棒球投手將牽制球投向一壘
- 騎自行車時做出確認後方的手勢

其中有些行動是有意義的，但也有部分行動不見得有必須「立刻」去做的必然性。

另外，在此類型中，特別嚴重的舉動是自殘，當患者進展到會用尖銳物刺傷自己，後果將不堪設想。以往我曾經手過三起將手指插入眼睛

或自戳眼睛而導致失明的案例。一旦失明就無可挽回，因此當患者開始出現危險行為，一定要及早進行深度治療。

動作型抽動出現在雙手或手臂上的行為包括「觸摸」「輕拍」「彎曲手臂」及「關節弄出聲響」；腳部可見的動作包括「踢腿」「小跳步」「跳躍」「彎曲膝蓋」「摩擦腳趾」以及「將腳後跟抵住臀部（膝蓋整個彎曲）」，但這些舉動似乎是出於某種目的而進行的。

此外，患者也經常具有強迫症的特性，例如「過度介意某事」「不做就無法安心」，反而導致更複雜的運動症狀。

4）複雜聲語型

若年齡較大的兒童患有此型，則單音會變成音節和單字，可以觀察到他們會重複髒話單字（重複性語言）及詞尾。聲語型涉及一種衝動機制，當想著：「這些是不該說的話，反而會卡在腦子裡讓人更加焦躁，於是便脫口而出」。

另外，也可能受到焦慮感的驅使，連聲呼喊「媽媽媽媽媽媽」「有毒好可怕有毒好可怕有毒好可怕」「我不會死我不會死」之類的話，也

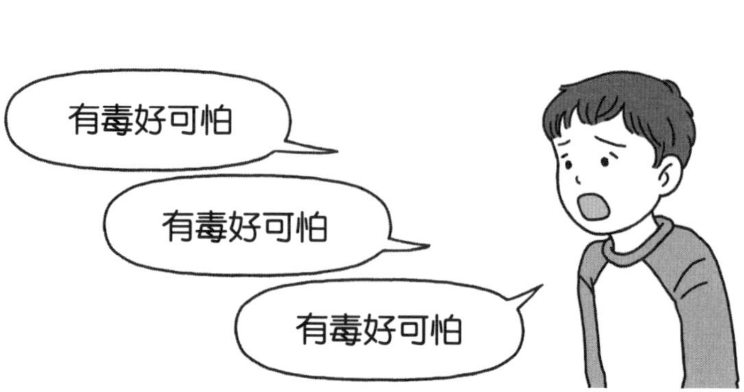

會喊出聽起來像是咒語或沒人能理解的詞語。

他們也會重複電視劇的台詞或對話中某人所說的話，甚至會在當下重複對方的話尾或自己說的字句。

雖然也會講例如「ＯＫ喔」「太好啦！」等正面詞彙，但奇特的是，「好話、樂觀有趣的話」非常有限，大多數都是與排泄、性、淫穢等相關的字眼，有時，也會不斷連聲重複生殖器的名稱。

複雜聲語型通常發作於青春期，被認為與第二性徵有關。孩子從小學高年級到中學會開始對性事有滿滿的好奇，所以他們的世界會充斥著大人無法理解的猥褻語言。即使在門診時提醒「盡量避免看色情書刊或電影」，通常也沒什麼用，要制止確實有難度。

視覺和聽覺刺激越多，喜歡講不雅字句的傾向就越高，營造良好環境自然是必要的，不過在少數情況下，性語言仍會一直持續到成年。

5）暫時型抽動（Transient Tics）與慢性抽動症

前面我介紹了抽搐症的四種類型，但在一九六〇年代末，美國著名的妥瑞氏症研究者亞瑟・K・夏皮羅（Arthur K. Shapiro）*等人除了將抽

＊**夏皮羅：**證實了暫時型抽動和妥瑞氏症的病因是相同的妥瑞氏症專家。

搐症的類型分為動作型、聲語型，更進一步將其按時間進展分類（持續一年以上的定義為慢性抽搐症）。

①兒童期出現的暫時型抽動症（症狀於一年內消失）
②慢性動作型持續時間（持續一年以上）
③慢性聲語型持續時間（持續一年以上）
④妥瑞氏症（慢性動作型和聲語型持續一年以上）

5 早期介入對於不自主抽搐很重要

常有一種說法是：簡單抽動屬於輕症，而複雜抽動則相對嚴重許多。然而，即使是簡單抽動也可能與強迫症狀、ADHD（注意力缺陷過動症*）和焦慮症*相關，因此無法一概而論地斷言簡單抽動必屬輕症、複雜抽動就是重症。不過，複雜抽動確實與大腦有著更錯綜複雜的緊密關聯。

***ADHD（注意力缺陷過動症）**：一種以「注意力不集中」和「過動／衝動」為特徵的發展障礙。一般認為學齡兒童的盛行率約為三～七％。據推測是由額葉和紋狀體（Corpus Striatum）區域的多巴胺物質功能障礙所引起。

***焦慮症**：因精神焦慮而引起身心各種不快變化的一種精神疾病，包括恐慌症和社交焦慮症）。

無論是動作型、聲語型、簡單抽動均於幼兒時期發病，症狀較輕微且不會引起太大問題，但複雜抽動則會因強迫症、焦慮症或ADHD等因素而出現更嚴重的症狀。

大多數複雜抽動都是從幼兒時期的簡單抽動開始發展的，所以我認為應於「簡單抽動發作期間實行必要治療」，並採取「於惡化成複雜抽動前先行治療」的對策。

本院有很多從小學開始發病但國中畢業後就逐漸康復的實例，多數患者自小學高年級到中學二、三年級的病況真的很不樂觀，用藥量也很大，病人與家人都十分辛苦，對未來不抱希望。不過，青春期後病情迅速好轉的案例不在少數。當過了第二性徵發育的高峰期，身高體重變化較小，實際感受到自己開始步向成年階段後，不自主抽搐往往就會減緩*。

但這並非意味著不自主抽搐/妥瑞氏症會「自然康復」或「置之不理，它就會自然消失」。在症狀惡化的青春期尤其不應放緩治療進程，須持續接受藥物及非藥物治療並密切追蹤，孩子們也會強烈感受到症狀正在改善。「這一條隧道可能有點長，但一定會走到出口的喔」，我一

*請參照4-3 中學生時期的治療。

直懷著誠摯的心向孩子及父母們傳達這一點。

另一方面，患有不自主抽搐／妥瑞氏症的成年人，症狀往往處於持穩狀態，幾乎沒有變化，改善的幅度也非常小。

我們認為，兒童的明顯症狀變化和穩定的成人症狀皆與神經發育有關，尤其與神經傳導物質多巴胺*密不可分。儘管隨著孩子的成長，不自主抽搐會有起伏變化，但儘早診斷並尋求治療是刻不容緩的。

*請參考第七章。

6 關於不自主抽搐／妥瑞氏症的命名

妥瑞氏症是何時出現在文獻記載中的呢？

距今兩百多年前，即一八一〇年，有一本書描述了因動作異常而被稱為「舞蹈症」（Chorea）的不自主運動。「Chorea」的古希臘語為「χορεία」（Choreia），是「舞蹈」的意思，又被稱為「偽跳舞」，人們認為這可能就是我們現在所說的妥瑞氏症。我手邊有一本由瀨川昌耆博士撰寫、同時是日本歷史最悠久的小兒科教科書也提到了此一名詞。十五年後的一八二五年，一位名叫伊塔爾（Jean Marc Gaspard Itard）的醫生提出初步診斷為妥瑞氏症的病例報告，而一八七三年時則開始稱為「maladie de tics」（抽搐症），已被認為是一種疾病。

到了一八八〇年，一位名叫比爾德（G.M.Beard）的美國醫師發表了「緬因州跳躍的法國人」（Jumping Frenchmanof Maine）病例報告，我也曾在學會聽聞過這個「跳躍者」的故事。

「妥瑞氏症」的正式命名源自發現它的法國神經內科醫師喬治．吉勒．德拉妥瑞（Georges Gilles de la Tourette，一八五七－一九〇四年）。德拉妥瑞曾對一位名叫瑪魁詩．丹皮耶貴（Marquise de Dampierre）的法國婦女進行診察並記載其病症：「她從七歲起，當肩膀和頸部抽動後，手臂和腿也會跟著抽搐，很常扮鬼臉、擤鼻子、發出怪聲。」

德拉妥瑞醫師認為，前述的「跳躍的法國人」也患有相同的病，也因其研究獲得認可，因此法國神經病學之父沙爾科（Jean-Martin Charcot）允許德拉妥瑞以自己的名字命名此病，更於一八八五年發表了「妥瑞氏症」的論文。

7 不自主抽搐／妥瑞氏症的盛行率

1）美國的盛行率

根據美國神經學學會的數據，美國兒童妥瑞氏症的盛行率為○・四％～一・五％（約每一百名兒童中就有一人），慢性抽搐症的盛行率為○・九％～二・八％（約每一百名兒童中就有兩人），儘管未有明確的數據，但成人妥瑞氏症的推測盛行率為每千人就有一人罹病。

2）日本的盛行率

日本兒童抽搐症的盛行率為五～二十四％，成人妥瑞氏症的盛行率為每千人有○・一～○・五人罹病。

據說五名孩子中會有一名孩子在某個時間點出現某種習慣，在大多數情況下，父母和醫生都不認為這是疾病徵兆。而從性別來看則為男多於女，男孩占八〇％，女孩則占二〇％，男孩的發生率為女孩的三～四倍。

通常於十五歲後，症狀多會出現大幅改善（圖1-5）。

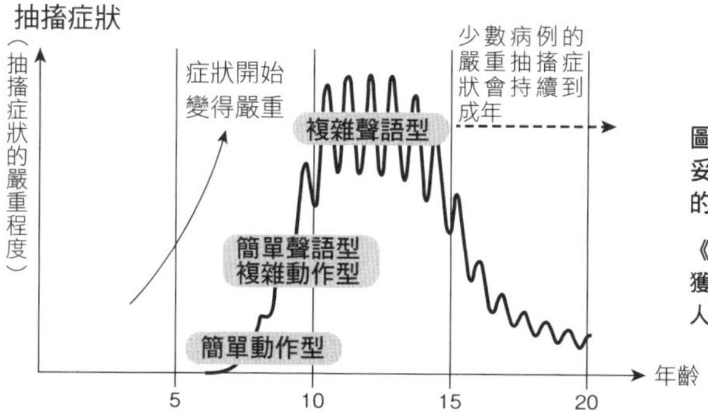

圖1-5
妥瑞氏症「抽搐症狀」的典型進程
《不自主抽搐／妥瑞氏症手冊：獲得正確理解與支援》（NPO法人日本妥瑞氏症協會）

第二章

不自主抽搐與妥瑞氏症的合併症

1 不自主抽搐與妥瑞氏症的常見合併症

抽搐症和妥瑞氏症通常會帶來許多併發症（表2-1、圖2-1）它的特徵不僅會有「不自主動作」和「隨意說話」等運動症狀，還包括許多情緒及發展症狀。例如，瀨川氏症雖會引起相同的不自主運動，但不自主抽搐／妥瑞氏症引起的症狀形式則更多元。

了解合併症對於了解整個不自主抽搐與妥瑞氏症至關重要。一般常見的兩大合併症為ＡＤＨＤ*和強迫症*（ＯＣＤ），但透過了解其他合併症，如焦慮症、自閉症、睡眠障礙和口吃等，可以更深入掌握不自主抽搐及妥瑞氏症，也有助於為接受治療的患者進行日常護理。

大多數人在了解併發症的詳情後，通常會認定不自主抽搐／妥瑞氏症是一種非常嚴重的疾病，但我們應該念茲在茲的是，事實上患有此病症的多數人，個性都很開朗、有趣、愛笑、體貼並且很受歡迎。

*ＡＤＨＤ：請參閱第三十八頁。
*強迫症：請參閱第四十一頁。

表2-1　不自主抽搐／妥瑞氏症的合併症

1　前兆性衝動

「有刺癢感」「非動不可」「抽搐後會有舒緩感」

2　ADHD

過動、衝動、健忘、多話、注意力和專注力下降

3　強迫症

「若不執行強迫行為就會十分焦躁」「揮之不去的想法」「脫口而出不該說的話」

4　焦慮症

分離焦慮（無法獨自完成事情）、社交焦慮（擔心在別人面前失敗）

過度恐懼，害怕生病、蟲子等，如創傷性焦慮／廣泛性焦慮疾患（Generalized Anxiety Disorder）

5　神經發展疾患（Neurodevelopmental Disorder）

泛自閉症障礙、學習障礙症、智能障礙

6　其他合併症

不寧腿、夜尿、睡眠障礙

星野恭子，〈抽搐與妥瑞氏症的治療（綜述）〉《日本兒科學會雜誌》
（暫譯。チック、Tourette 症候群の診療について）123 (6) pp957-964（2019）

圖2-1　合併症的分類

A. 神經發展疾患的併發症

注意力缺陷過動症：ADHD
泛自閉症障礙：ASD
學習障礙症：SLD
發展性協調障礙：DCD

B. 神經發展疾患以外的併發症

強迫症狀／強迫症
憂鬱／焦慮症狀
衝動亢進／憤怒症狀發作

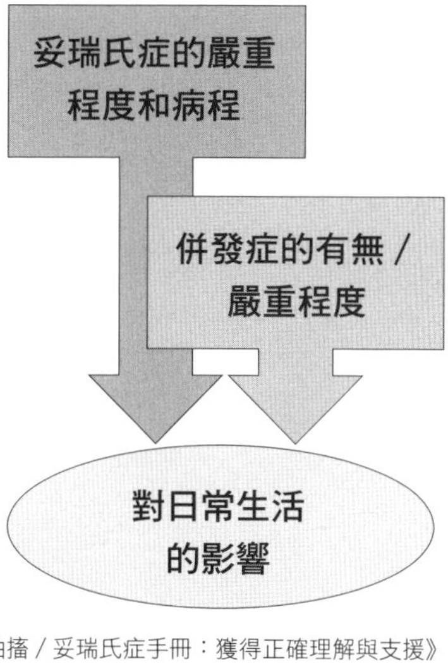

引用編寫自《不自主抽搐／妥瑞氏症手冊：獲得正確理解與支援》
（NPO 法人日本妥瑞氏症協會）

在我寫這本書時，經常會浮現每個小患者臉上的笑容，笨手笨腳的、容易慌張、卻很聰敏的孩子們，他們總是對有趣的內容能很快就做出反應，喜歡逗樂周圍的人，和這些孩子們互動很容易受他們吸引。

當我們僅從醫學角度看待不自主抽搐，症狀往往給人一種「十分嚴重的難治之病」或「會為周圍的人帶來負擔」的印象，但其實這僅是其中的一個面向。

2 注意力缺陷過動症（ADHD）

1）兩者症狀皆從幼兒期開始出現

注意力缺陷過動症(Attention-Deficit Hyperactivity Disorder，ADHD)顧名思義是一種缺乏注意力或專注力、經常漫無目的走動、高衝動性、無法控制自己行為的病症。症狀從幼兒期（四～五歲）開始出現，但由於多數孩子都很好動且被約束須保持安靜的時間不長，因此症狀並不醒目，一直到上小

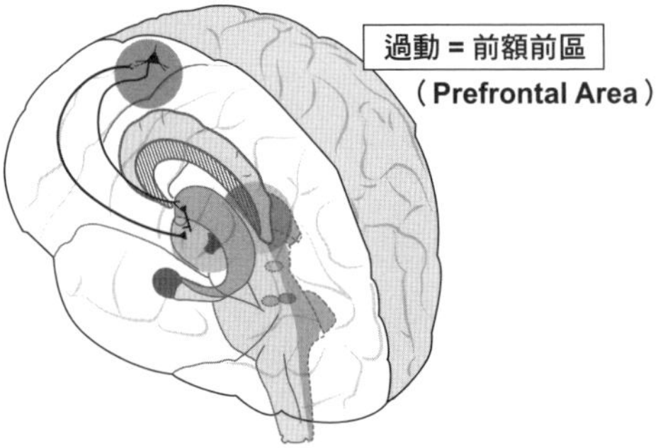

圖2-2
ADHD與大腦部位的關聯

學才會明顯被察覺：「上課時無法安靜坐著」「站起來四處走動」「突然跑到走廊去」「無法專心學習」和「該安靜時卻不斷說話」。

經常被討論的與ADHD各種症狀相關的大腦部位，如圖2-2所示。

簡單抽動也會出現在幼兒早期，因此症狀開始的時間點與ADHD很接近。一般認為，不自主抽搐及ADHD皆與多巴胺神經元有關。除了頻繁眨眼、用力閉眼、突然揮動四肢或發出聲音等症狀，患有抽搐的兒童也經常主訴「身體會因不自主抽動（或發出聲音）而難以平靜下來」。此外，也常因無法控制衝動，被朋友點出自己的行為、甚至取笑時，就會很生氣地打人或用誇張的言語反駁。

研究指出，約有七〇%的妥瑞氏症患者會併發ADHD。當抽搐行為令患者感到焦躁不安，再加上容易分心、注意力不集中等問題，自尊心受挫在所難免，門診中也常見到在考試過程中因過動而導致無法全神貫注、粗心、容易衝動以致難以發揮實力的患者。

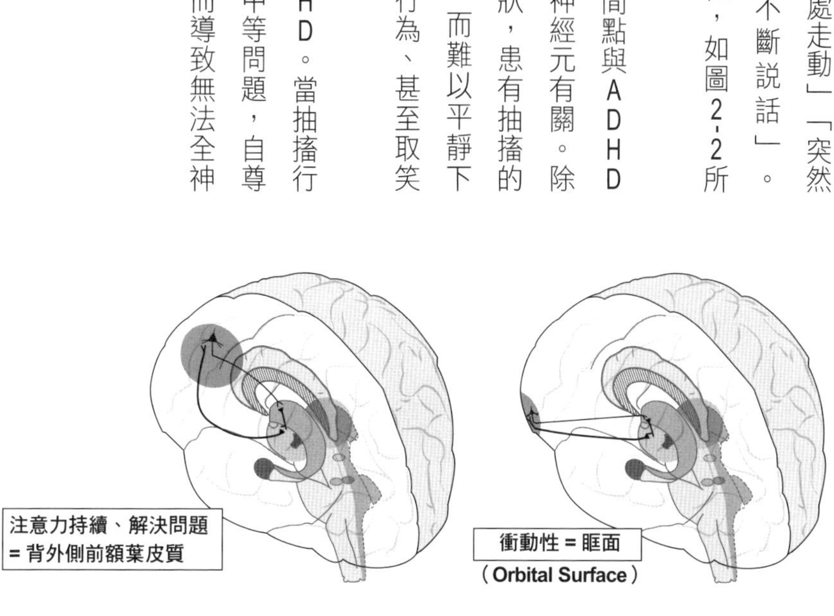

2）從高年級開始，「漫不經心」和「缺乏專注力」的情況會越來越嚴重

從小學高年級到國中，「過動」會明顯減緩，「漫不經心」「缺乏專注力」等症狀卻越趨明顯。由於整體的活動量大減讓ADHD症狀被忽視，然患者在實際的日常生活中仍面臨許多困難，如「總是粗心犯錯」「重要的事老是健忘」「儘管乍看之下外在顯得沉穩而專注，但其實無法長時間維持注意力，無法提升成績」「明明很努力卻未獲得任何成果」等，對患者來說是很嚴重的問題。

在工作上甚至可能會導致嚴重錯誤。例如，「將文件遺忘在影印機中」「在沒有確認的情況下同時安排重要會面」及「輕易承諾做不到的事情，從而在職場上造成他人困擾」等等狀況（圖2-3）。

然而，許多患有ADHD和抽搐症的人性格多為開朗、迷人、友善的，所以即使給人冒失鬼的印象，不知何故也總能獲得原諒，在某些情況下，周圍的人甚至會起而效尤。

執行功能障礙	不擅長工作記憶、計劃和順序安排
延遲獎賞系統功能障礙	優先考慮眼前的獎勵而非未來的獎勵
時間管理功能障礙	缺乏時間觀念

圖2-3
ADHD的症狀
《診斷與治療》2019 p1385–1391

3）ADHD對不自主抽搐的負面影響

若患者有專注力不佳且不擅長學習的問題，抽搐通常會在學習中或考試臨近時惡化，我也遇過因不斷想像「如果再次失敗該怎麼辦？」而造成症狀加劇的患者，另外則有因亢奮而引發頻繁抽動，或因衝動性強而無法抑制抽搐發作，甚至曾有自身抽動被他人點出而導致患者情緒失控並引發憤怒症狀的案例。

ADHD就像這樣與不自主抽搐之間休戚與共，在治療與應對ADHD時，須要同時採取措施以抑制症狀。

3 強迫症（OCD）

1）從血清素的角度來理解是關鍵

強迫症（Obsessive-Compulsive Disorder，OCD）是一種精神疾病，症狀包含「必須完成某事才能減輕恐慌和憂慮」和「儘管努力忽視卻仍出現這樣的行為」等。由於此症可能是由很在意他人對自己的看法等情緒變化引起的，因此通常發生在十歲以上（表2-2）。

強迫症是一種了解不自主抽搐非常重要的疾病，但針對十歲以下兒童，通常不易依據其行為來區分究竟是「不自主抽搐」抑或是「強迫症」。我們已經知道強迫症與血清素*的不平衡息息相關，抽搐發作與強迫症之間的關係密不可分。

2）兒童強迫症

兒童強迫症通常涉及與他們生活密切互動的成年人（監護人、父母、兄弟姐妹、老師等），不時就表現出「我嘴裡有蟲」或「媽媽快要死了」之類的強迫觀念，要從中區別到底是焦慮症抑或是強迫症非常困難。當他們因驚慌而哭泣，首要任務就是好好安撫。症狀長久持續的病例其實相當少數。

升上高年級後常見的症狀諸如：「如果我不摸一下〇〇就很焦慮」「不排序它們就無法安心」「不收集起來就感到坐立難安」「只完成右邊不接著完成左邊，會覺得很怪」，還有「除非讓我轉身四次，否則無

＊血清素： 一種神經傳導物質。調控多巴胺和去甲腎上腺素的分泌，並有助於穩定心神。

表 2-2
強迫症的兩種症狀

《專家撰寫的強迫症（OCD）治療書》〔暫譯。エキスパートによる強迫性障害（OCD）治療ブック〕p10

強迫行為
1）強迫思想產生病態恐懼時經常出現
2）無法克制奔湧而出的念頭，實際去做後便能緩解焦慮感

強迫思想
1）違背自身意志而出現伴隨著焦慮的想法
2）意識到強迫觀念的不合理性
3）試圖抑制焦慮時，反而更加焦慮

法平靜」等行為障礙。「不安感」有時會轉化為「想去做某件事」的意念，與成年人不同，孩子們很少會因為這些不合理的行為而感到苦惱，更常給人「我也無能為力」這樣的印象。

此外，隨著年齡增長，會開始擔心「別人如何看待自己」、思考「如果我傷害了別人怎麼辦？」或「若我做了壞事該怎麼辦？」像這樣的「強迫思想」會不斷來襲（表2-3）。

而擔心「如果不自主抽搐發作怎麼辦？」也是症狀之一，患者這麼想的同時恐懼緊張也會開始放大，甚至可能促使自己陷入更容易抽搐的狀態中。

另一方面，患有強迫症的成年人會經常出現諸如「來回檢查以確保門窗確實鎖好」「非做某件事不可」或「除非實際去做否則無法甩掉忐忑情緒」等症狀，患者甚至都知道這些行為不合理，也清楚了解這麼做是無意義的。為能有效改善症狀，雖可採行認知行為治療*，但患有強迫症的孩子不一定明白自己的「非理性」，只是模糊地意識到「有這樣的行為是因為想消除不安」，這會導致認知行為治療產生一定阻礙。

表 2-3 兒童強迫症（OCD）

作者編寫

・害怕髒汙、儀式性的清潔、反覆檢查（與成人相同）
・強迫行為＞強迫思想
・有讓他人參與症狀的傾向

幼兒期：沒有和媽媽在一起就很不安
小學生：會反覆檢查隔天的用品、無法獨自睡覺、害怕災難
中學生：頻繁洗手、很在意朋友的看法

與不自主抽搐有關的強迫症

幼稚、不成熟、高衝動傾向
拘泥於被禁止（不能做、不能說）的事

***認知行為治療：**反思自己的行為並嘗試做出改變的一種治療方式。

4 焦慮症（Anxiety Disorder）

1）焦慮症也會隨著年齡增長而出現變化

就像強迫症會因年齡而異一樣，焦慮症在幼兒期和青春期階段的表現也有所不同。

幼兒期通常會顯露出強烈的分離焦慮，常會展現「不想和媽媽分開」「想和媽媽一起睡」等怯怕的情緒。孩子進入小學後，焦慮也會隨著各種經歷出現不同形式，如「害怕昆蟲」或「抗拒看醫生」等。我們發現幼兒期和學齡期的孩子即使抱有不安感，卻無法用言語表達他們內心的擔憂。

幼兒期後，仍有部分已滿十歲的孩子籠罩在分離焦慮的恐懼中，會一直強調「我無法自己上廁所」或「我不敢自己睡覺」等之類的事。此外，隨著年齡增長，實際的社會現況也會成為他們的焦慮來源，表現出對「地震、感染疾病」的恐慌。

強迫症和焦慮症的特徵是，它們都會隨著年齡或成長狀況而改變，診斷不易。

2）探究判明焦慮症與強迫症

斯賓思兒童情緒量表*（Spence Children's Anxiety Scale，SCAS）是一項可以確定小學三年級以上學齡兒童是否患有焦慮症及強迫症的測驗，答案共分為六項，可以透過評分來判斷焦慮症或強迫症何者的指數更高。

這項測試的優點是能幫助患者周圍的大人們（監護人或治療師）「了解患者內心的矛盾不安」。在低年級階段，可以透過改變監護人和身邊其他人對待孩子的方式來緩解他們的焦慮*，但在高年級階段，若診察出較明顯的強迫症傾向時，將能成為幫助考慮選擇進行藥物治療或認知行為治療的依據。

無論如何，解決患者的焦慮害怕和強迫症狀都是能改善不自主抽搐的方法。

***斯賓思兒童情緒量表**：有關測驗的詳細信息請參閱第六十頁。

*在低年級出現「強烈的強迫症傾向」，高年級時又患有「嚴重分離焦慮」的焦慮症時，建議開立坦度螺酮（Tandospirone，一種血清素1A受體興奮劑，在日本屬自費診療的藥物。臺灣是否納入健保給付請致電健保署或上官網查詢）。強迫症嚴重時，八歲以上患者可選擇開始服用無鬱寧膜衣錠（Fluvoxamine Maleate）。

5 泛自閉症障礙（ASD）

雖然泛自閉症障礙（Autism Spectrum Disorder，ASD）不像ADHD那麼常見，但也是可能的併發症之一。泛自閉症障礙被認為是由腦幹功能障礙所引起，在額葉發育並需要多巴胺的階段出現語言遲緩、眼神接觸困難等症狀，以及恐慌和自殘等行為，甚至從嬰幼兒期開始就能觀察到睡眠問題。已經有研究指出，與額葉相關的多巴胺神經系統疾病會導致語言和情緒障礙。泛自閉症障礙症狀與腦部功能的關係請參考圖2-4。

當患有抽搐症的孩子併發泛自閉症障礙，他們可能會表現出前後搖晃身體、不停扭轉繩子、觸摸耳朵時發出聲音及反覆發出「嗚——嗚——聲」等症狀，欲將其與泛自閉症障礙的固著行為*（Stereotypical Behavior）特徵區分開來是有難度的。雖然我們無法斷定這些症狀不是由抽動所引起，但與屬於不自主運動的抽動相比，持續時間較長，而且這些運動看起來似乎是自主行為，因此我們推定這可能是一種類似泛自閉症障礙

心智理論（theory of mind）	前扣帶皮質（Anterior Cingulate Cortex）/內側額葉皮質 右顳上回（Superior Temporal Sulcus）障礙
執行功能障礙	前額前區的功能障礙
中樞統合能力較弱	額葉的功能障礙

圖2-4
泛自閉症障礙與腦部功能的關係

小坂浩隆，〈發展障礙的生物學知識〉（暫譯。発達障害の生物学的知見），《診斷與治療》（診断と治療）1385-1391 2019年第107期（91）

***固著行為**：看似毫無意圖地重複著相同的行為。固著行為的形式會因人而異且範圍廣泛。

症障礙的感官遊戲式固著行為。另外，希望滿足身體感覺的感官遊戲元素還包括「藉由反覆從事某一行為來對抗不安情緒」，所以我推測有類似強迫症的機轉在其中作用。

用於控制多巴胺神經系統和血清素神經系統的藥物也可用於治療泛自閉症障礙。當患有此症的孩童出現抽搐，他們會很難意識到自己可以控制它，藥物治療可能是全面的行為干預治療（Comprehensive Behavioral Intervention for Tics，CBIT）之外的一種選擇。

6 睡眠問題

1）非快速眼動睡眠（NREM）及快速眼動睡眠（REM）異常

規律的睡眠節律對於身心發展非常重要，也是大腦神經和體內荷爾蒙正常生長的最基本條件。睡眠週期分為兩種類型：身體和自律神經獲得深度休息的「非快速眼動睡眠」（Non-rapid Eye Movements，NREM）；

- 總睡眠時間短
- 經常半夜醒來（與抽搐的嚴重程度有關）
- 睡眠潛伏期長
- 多次週期性肢體運動
- 深度睡眠時間長／短
- REM 次數較少、REM 的肌肉痙攣較多次
- 抽搐所引起的疲憊
- 睡眠品質問題
- 磨牙、說夢話、夢遊均很常見
- 因服用治療藥物而引起嗜睡

表2-4
妥瑞氏症的睡眠問題

FJ.希門尼斯-希門尼斯
（FJ.Jimenez-Jimenez）等人
《睡眠醫學評論》
（*Sleep Medicine Review*, 2020）
作者編寫

做夢時身體顫動、眼球快速活動的「快速眼動睡眠」（Rapid Eye Movement，REM），此兩種類型的睡眠對身心的成長與提升都至關重要。

患有不自主抽搐或妥瑞氏症的兒童會伴隨著各種神經系統症狀，導致嚴重的睡眠問題（表2-4）。例如，針對妥瑞氏症患者的睡眠研究表明，他們往往無法獲得足夠的優質睡眠，包括每日的睡眠時間短、夜間頻繁醒來、須花較長時間才得以入睡等問題。此外，各有數據顯示，妥瑞氏症的非快速眼動睡眠時間有長有短，還有其他資料表明抽搐的嚴重程度也與夜半容易醒來有關。然而，是因為抽搐嚴重而導致半夜醒來，抑或是經常半夜醒來而讓抽搐惡化的？雖很難判斷何者會先發生，但應持續關注中途醒來的次數是否有減少。

患有瀨川氏症*的兒童其特徵之一是在治療前無法於睡眠中翻身，開始多巴胺治療後，白天的肌張力不全症會改善，動作變得更加活躍，夜間翻身也趨於正常。肌肉攣縮（Twitch）是指身體在睡眠期間無意識地抽搐，並隨著年齡的增長而變化，因此分析睡眠期間的狀態是了解腦神經狀態的重要手段。

從非快速眼動睡眠中醒來的障礙包括夢遊*、不停說夢話、半夜尖

＊瀨川氏症：參考第十六頁

＊肌肉攣縮：參考第六十八頁

＊夢遊：於夜晚睡覺時無意識地走來走去。

叫以及因害怕某事而發生的夜驚（Night Terrors）。

處於做夢狀態的快速眼動睡眠據說與鞏固記憶及腦神經（突觸）修復有關，但有研究報告指出「妥瑞氏症患者的快速眼動睡眠時間較少」，並且「在快速眼動睡眠期間，他們經常會發生肌肉攣縮，導致身體顫動，因而很難睡個好覺。」

快速眼動睡眠的異常還包括做惡夢和睡眠麻痺（Sleep Paralysis）*等狀況，也與黎明拂曉時更容易醒來的傾向有關。

夜尿症*也是常見的一種併發症，但它被認為是由抗利尿激素（Antidiuretic Hormone）和醛固酮（Aldosterone）的分泌差異引起的。我們認為快速眼動睡眠期間的身體顫動可能一部分與夜尿症有關。

2）藥物與睡眠的關係

睡眠狀態一般與白天清醒著的時間有關，因此，服藥後若導致人們在白天感到睏倦，將會影響睡眠品質，令人無法一夜好眠。像是抑制多巴胺、降低肌肉緊張和鎮靜的藥物往往會引發白天嗜睡，因此不論小孩或大人，時常聽到他們表示因為整天都昏昏欲睡而不想吃藥，特別會有

***睡眠麻痺**：即俗稱的鬼壓床。

***夜尿症**：五歲以上兒童每月至少尿床一次並持續三個月以上時，則可診斷患有夜尿症。

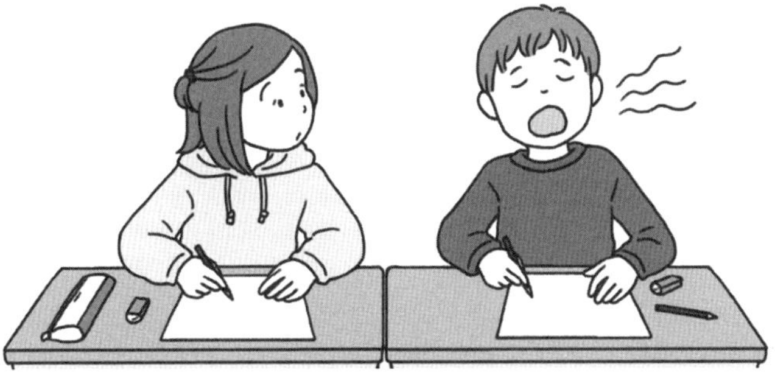

很多成年人提出請求：「如果可以，希望不用吃藥，因為藥物會影響日常的開車或工作」。

此外，抗憂鬱藥物會增加非快速眼動睡眠並減少快速眼動睡眠；抗精神病藥物的好處是可以縮短睡眠潛伏期（使人更容易入睡）並降低清醒時間。另一方面，它們也有造成非快速眼動睡眠長期持續異常並抑制快速眼動睡眠的問題。

氟派醇（Haloperidol，商品名：好度）是治療妥瑞氏症的常用藥物，它可以抑制多巴胺，但也有其他報告指出它會減縮睡眠時間、延長快速眼動睡眠並在非快速眼動睡眠期間異常增加稱為德爾塔波（Delta Wave）的腦波活動。阿立哌唑（Aripiprazole）則是一種調節多巴胺的藥物（多巴胺穩定劑），也有促使睡眠中斷並減少睡眠時間的副作用。

而用於治療ADHD的胍法辛（Guanfacine）具有增加於睡眠中途醒來和白天嗜睡的副作用。

我認為在治療妥瑞氏症時，若未將睡眠列為治療重點，將很難改善抽搐症狀。

*藥物治療請參閱第四章。

7 不寧腿症候群（RLS）

不寧腿症候群（Restless legs syndrome，RLS）是於睡前發生的睡眠障礙之一，是一種會感覺雙腿麻木而導致難以入睡的疾病。此病具有遺傳傾向，有些母親在懷孕期間症狀會惡化，致使她們意識到「即將出生的孩子該不會也遺傳相同疾病」，也曾有過父親上網查資料，才驚覺自己或許是患有同樣症狀的案例。

此病症會在睡前於雙腿出現像是有毛毛蟲爬行的刺癢感，甚至無法站穩、想要摩擦腿部或用手敲打的症狀。我因為是小兒科醫師，所以知道這是兒童睡眠障礙之一，但其實老年人也屬於好發族群，是神經內科和睡眠醫學中常見的疾病。目前已知與神經傳導物質多巴胺不穩定及缺鐵有關，同時有報告指出也牽涉到脊髓神經失調。

患有不寧腿症候群的兒童，刺癢點通常出現在四肢末端，例如指甲處或手指和腳趾之間。發病時間短，一般幾年內就不再發作，除了服用鐵補充劑外，還可以使用極低劑量的左旋多巴療法*。不寧腿症候群通常會併發焦慮症和神經發展疾患。

***極低劑量左旋多巴療法：**品名為達帕氏通粉（Dopaston Powder），為一種服用與成年巴金森氏症患者相同藥物的療法。治療多巴胺受體過敏的兒童劑量極少，以體重比例計算為〇・五mg／kg，每日飯後口服兩次。服藥後約兩週須再回診，接著會於每月評估臨床症狀並進行診察。此治療幾乎沒有任何副作用，在極少數情況下（約占一〇％）會觀察到短暫的躁動、失眠和抽搐加劇，但停藥後症狀會迅速改善。請參閱第八十頁。

8 口吃

據說兒童口吃的頻率約為一〇％，據研究報告指出，有十五％的口吃患者同時合併有抽搐症。部分聲語型症狀因為「重複聲音」這一點與口吃有相似性，例如重複第一個字母、重複單字、重複最後一個聲音或重複別人的話語。然而，根據語言治療師的評估，口吃常伴隨吶吃*（Dysarthria），與聲語型其實有些差異。

由於伴有口吃的抽搐症兒童可以透過服用控制多巴胺和血清素的藥物來改善，因此，我認為聲語型抽動和口吃有一些相同的作用機轉，口吃可視為口腔與舌頭不自主運動的一種。

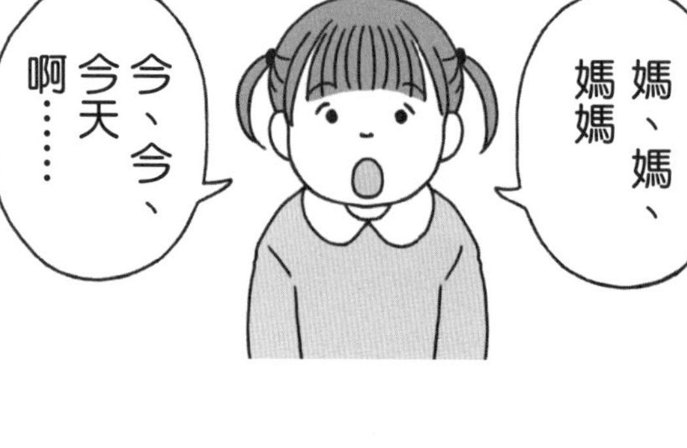

***吶吃**：由於口腔、舌頭和聲帶等在發聲中扮演重要角色的部位發生障礙，導致難以正常說話的狀態。

9 咬指甲

在抽搐症中，經常會提及有關手指和指甲的狀況，患者會有「將指甲咬到幾乎都沒了」「除了手指甲，也不會放過咬腳趾甲」「會啃咬與皮膚相連處的指緣處和指腹」等自傷行為，即使是專家也很難判定應該考慮哪一種病理來診治。雖目前尚未找到治療咬指甲的方法，患者成年後，在一定程度上多會有所改善。

咬指甲經常發生在處於焦慮或緊張狀態時，一旦患者有反覆啃咬指甲的行為，臨床上或許會因此而視之為抽搐症狀之一，然而由於人在感到煩躁時也經常可見咬指甲的行徑，確實不易被視為生病徵兆。如果父母希望避免孩子手指受傷，一般會開立少量刺激血清素神經系統的藥物，但服藥後仍無法完全根治並且也非篤定有效。

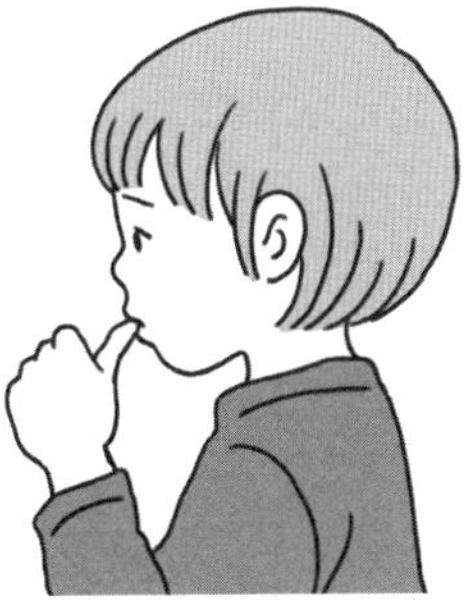

第三章 與抽搐症及妥瑞氏症相關的檢查

自從德拉妥瑞醫師的研究病例發表以來已經過了一〇〇多年，如今，已能透過腦外科手術安全地治療成人抽搐症和妥瑞氏症。在第四章中，將為讀者介紹最新的治療方法，但在此之前，我會先說明有關抽搐症／妥瑞氏症的檢查。

抽搐症／妥瑞氏症通常須透過臨床診斷，無法藉由單一檢查得知確診。下列將為大家介紹與抽搐症直接／不直接相關的檢查方法。

1　評估嚴重程度、發展檢查、心理檢測

此為一系列的檢測，旨在確定抽搐症／妥瑞氏症的併發症以及不自主抽搐導致的生活困難程度。

1）耶魯妥瑞氏症總體評量表日本版（Yale Global Tic Severity Scale-Japan, YGTSS-J）

此一評估方法是由耶魯大學研究抽搐症的翹楚、同時是精神科醫師

的詹姆斯・F・雷克曼（James F. Leckman）所開發。可以評估動作型和聲語型抽動的頻率、強度和複雜性及其對於社交生活的影響程度。治療師會詢問養育者及患者本人，在獲取相關資訊後進行觀察以做出客觀的評估。本評量表有日文翻譯版本（臺灣醫療機構有中文版）。

該評估方法的優點是可以分別評估動作型和聲語型抽動，主要是由於患者狀況不一，症狀也截然不同：「我幾乎不會出現聲語型抽動，但動作型抽動很嚴重」和「我同時患有動作型及聲語型抽動，但它們並未造成我生活及社交上的困擾」。另一方面，「雖然抽搐症分數不算太高，但在學校仍承受相當大的壓力」。還可以根據這樣的個人情況進行評估，

與此評估方法類似的還有「夏皮羅妥瑞氏症嚴重程度量表」（Shapiro Tourette Syndrome Severity Scale，STSSS），是由美國妥瑞氏症專家亞瑟・K・夏皮羅*開發，簡單且易於在臨床環境中使用。

這兩種評估法具有可以評估社會生活影響程度的優點，然而抽搐症狀是會依據場所和狀況而變動的，如：「在學校幾乎不會發作，但在家時反倒很嚴重」「被父母訓斥時症狀會短暫性地加劇」等，再加上也會

***夏皮羅：**請參閱第二十七頁。

因評估人的主觀性而影響分數，這些都是缺點。比如說，在家時症狀容易發作，若由家長評分恐怕會不太樂觀，但如果直接詢問孩童關於自身的狀況，結論又會不太一樣，難以避免評分上的落差。父母或照顧者對於孩童的狀況判斷可能失準，也存在責備或強迫孩子的風險，因此仔細觀察患者身心狀態才是最重要的。

2）前兆性衝動抽動量表（Premonitory Urge for Tics Scale，PUTS）

此為評估前兆性衝動的測驗。一般在出現抽搐症狀之前，會有一種「感覺癢癢的，不動一動就很不舒服，因而出現動作」的衝動，而這一項評估「刺癢感」和「能量如海浪般湧上來」的前兆性衝動測試，與前述的YGTSS-J同樣是重要的評估方法之一，能為治療提供重要依據。然而，小學低年級以下的孩子往往意識不到自己的內在衝動，很難採用此量表。

根據我們診所迄今為止進行過的檢測，小學高年級的孩子往往會感受到強烈「刺癢感」作祟，而成年人則往往多有「體內像是湧起一股風暴」「壓迫感」「緊張感」和「不完整的感受」，諸如此類回答的傾向。

＊請參閱第一一一頁。

3）ADHD評量表第四版（Attention-deficit／Ayperactivity Disorder-Rating Scale，ADHD-RS-IV）

這是一種世界各國和日本均廣泛使用的ADHD評估方法，主要評估與過動、專注力、注意力不集中和衝動性相關的項目。但若遇患者身體出現不自主動作或發出聲音時*，將很難集中精力進行測驗，因此可能無法獲得完整的測試結果。

＊請參閱第三十九頁。

因為ADHD和抽搐的嚴重程度相關性高，因此治療ADHD十分重要*。

＊患有ADHD的孩子們常會有強烈的焦慮情緒，容易出現口吃等併發症，因此可以假設他們與患有不自主抽搐／妥瑞氏症的孩童具有共同的病理機制。

4）兒童耶魯-布朗強迫症量表（Children's Yale-Brown Obsessive-Compulsive Scale, CY-BOCS）

此為一項評估強迫症嚴重程度的測驗，成人版為「Y-BOCS」，兒童版為「CY-BOCS」。強迫症的治療對於不自主抽搐患者也很重要，因為強迫症和抽動的嚴重程度具有高關聯性。

根據總計分數的高低，強迫症嚴重程度可歸類為正常、輕度、中度、重度等四個級別。對於無法用言語表達自己狀況的孩子來說，要進行測驗不甚容易，尤其平時未意識到自我的強迫思想，加深了判定的困難度，因此，強迫行為也可以透過聽取監護人平日觀察到的症狀來進行評估。

5）斯賓思兒童情緒量表（Spence Children's Anxiety Scale, SCAS）

SCAS（斯賓思兒童情緒量表）是社交焦慮量表的兒童版，此量表可用於評估焦慮症和強迫症，並能幫助了解看似強迫的行為是否是由分離焦慮*所引起，或強迫症是否比焦慮症來得更加嚴重。當結果顯示孩子患有焦慮症或分離焦慮，表示「其症狀是來自於不希望與照顧者分開，所以請試著改變與他們互動的方式」。我們通常會建議父母主動提出同睡的邀請且避免跟孩子說「你都已經〇歲了，應該和我們分房睡」

***分離焦慮：**指對所依賴的對象或要離家感到強烈不安的情況（請參照第三十七頁）。

等話語。

另一方面，若強迫症十分嚴重，必須考慮與抽搐症的強烈相關性。當不自主抽搐/妥瑞氏症和強迫症並存，抽動症狀的起因可能更加複雜，因此須要結合強迫症的評估來擬定治療策略。

有些孩子在得知自己的SCAS測驗結果時會鬆一口氣，覺得「終於有人理解自己一直以來的擔憂」，但其實也有孩童會在所有項目都刻意勾選「我不曾感到焦慮」，若遇此種情況，可解讀為是孩子表達情緒的方式，「我不想被人知道我的不安」「不想聽到自己確診」「不希望別人提起抽搐症狀」或「害怕看醫生」等，因此別只一味重視測驗結果，應更仔細傾聽孩子的聲音。

6）泛自閉症障礙的評估

不自主抽搐/妥瑞氏症的併發症中也包括泛自閉症障礙。評估患者是否有自閉症傾向非常重要，因為它會影響後續的治療方針。典型的判定方法有兩種：

第一項是「家長訪談ASD評定量表-修訂版」（暫譯。Parentinterview ASD Rating Scale -Text Revision，PARS-TR）。由於泛自閉症障礙的症狀會隨時間的推移而變化，因此依年齡分組「幼兒期、小學、中學及以上」的評分量表來進行評估。

第二項是「自閉症光譜量表」（Autism-spectrum Quotient）。它是為了衡量是否患有泛自閉症障礙的傾向而開發的，共分五個子量表：「社會技能」「注意力轉換」「對細節的關注」「溝通」和「想像力」，即使是輕微的病例也能被診斷出來。此量表結合ＡＤＨＤ、焦慮症、強迫症等疾病症狀客觀評估不自主抽搐／妥瑞氏症患者的生活困難程度，是照護者等人用來了解患者隱形特徵的重要評估。

7）不寧腿症候群的評估

不寧腿是患有抽搐症幼兒會出現的併發症之一，由於會影響睡眠，是不可忽視的併發症。但因為兒童不寧腿症候群尚無評估方法，為了方便，目前採用成人不寧腿症候群的評估法。不寧腿症狀嚴重時，會導致入睡困難、嚴重焦慮感，同時會對抽搐症狀產生負面影響，甚至有人是在醫生問診時才發現自己有此症狀。

8）睡眠節律評估

眾所周知，睡眠節律非常重要，透過此評估能了解患者睡覺及起床的時間，我們會請家長將睡眠圖表張貼在顯眼處，以方便患者和家人隨時查看。多寫下白天所做的事及花在電腦、遊戲、電視等的時間也很有參考價值。

9）睡眠評估

患者可能會因抽搐症而有疲憊感，或因服用過多藥物的副作用不時感到犯睏，甚或晚上難以入眠等多種因素影響睡眠，因此睡眠評估對於不自主抽搐／妥瑞氏症患者非常重要，是可以幫助其改善生活品質（Quality of Life，QOL）的關鍵評估。另有專屬孩童的青少年兒童日間嗜睡量表（Pediatric Daytime Sleepiness Scale，PDSS），並有用以評估成人睡眠狀況的成人愛普沃斯嗜睡量表（Epworth Sleepiness Scale，ESS）。

睡眠日記 設計專用權登錄證 登錄第 1702321 號

※此表可以影印使用。

- 早晨起床：心情很好 ○　起床氣 ×
- 入睡狀況：好 ○　壞 ×
- 睡相　：好 ○　一般 △　差 ×
- 輾轉反側：常翻來覆去 ○　正常 △　很少 ×
- 睡眠深度：熟睡 ○　淺眠 ×

早晨起床	晚上				午睡				白天生活中令人在意的情況、孩子的狀態、與平常相較發生變化的事等。	睡眠中特別注意到的狀況（半夜哭鬧、夜尿、半夢半醒、打呼、磨牙等）。	備註
	入睡狀況	睡相	睡眠深度	輾轉反側	入睡狀況	睡相	睡眠深度	輾轉反側			
○	×	△	○	○	○	△	×	△	・比平日更缺乏活力且安靜。 ・沒有食慾。	・半夜哭鬧（凌晨1點）。 ・睡覺踢被子（凌晨5點）。	

圖3-1　睡眠圖表紀錄

範例　請用筆標註出睡眠時間段，並寫下有關日常生活的其他資訊。

名字	男・女	年　月生　滿　歲　個月

・開始入睡的時間↓　・起床時間↑（半夜醒來的時間也要記錄）

・睡眠時間段

・非睡眠時間的生活（用餐、外出、玩耍、運動、哺乳等）（內容）

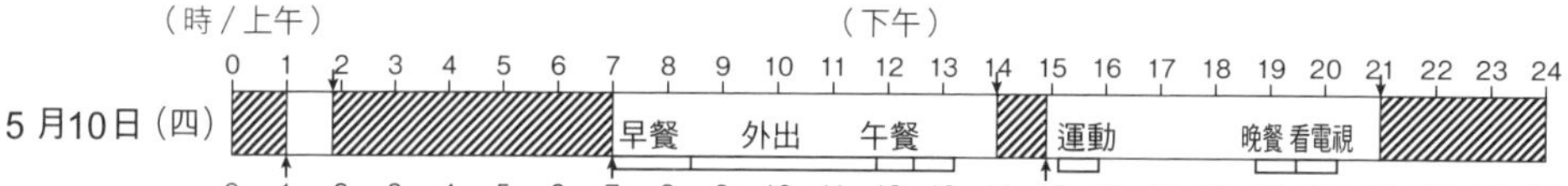

月　日（　）

月　日（　）

月　日（　）

月　日（　）

月　日（　）

月　日（　）

月　日（　）

月　日（　）

月　日（　）

月　日（　）

月　日（　）

月　日（　）

月　日（　）

10）網路遊戲成癮（Gaming Disorder）／網路成癮症（Internet Addiction Disorder）評估

據了解，患有類型不一的神經發展疾患（發展障礙）的兒童容易沉迷於網路和線上遊戲，可採用的評估法有網路成癮測驗（Internet Addiction Test，IAT）、網路遊戲成癮量表（Internet Gaming Disorder Test，IGDT-10）等。

我們進行的調查研究還表明，許多患有不自主抽搐的孩子們會長時間黏在手機上玩遊戲和上網，而抽搐症狀往往就在玩遊戲時惡化。

泛自閉症障礙兒童為了逃避現實生活中容易出現的人際關係問題，一頭栽進網路世界的情況十分普遍。常給人一種人際關係似乎是因為遊戲和網路成癮而受到影響的印象，但事實並非如此，通常是由於患者的人際關係屢屢碰壁，才改而依賴遊戲或網路並視其為避難所，切勿疏忽此點。但無論如何，都不應指責他們的依賴成癮狀態。

患有神經發展疾患的孩子具有較強的衝動性、易興奮性*及易怒性*，這些特徵使他們極易沉迷於電玩遊戲，請務必留意涉及明顯賭博元

＊易興奮性：因為一點小事就很容易興奮的狀態。

＊易怒性：容易煩躁、生氣，是一種不愉快情緒加劇的狀態。

素的競技遊戲，因為玩家可能會額外付費購買遊戲所需裝備，這可能會促成遊戲成癮，從而導致各種問題。

2 睡眠腦波檢查

1）癲癇波檢查

不自主抽搐被認為是因大腦基底核（Basal Ganglia）受損而引起的不自主運動*，通常不易與癲癇發作區分開來。因此，可以藉由腦波檢查來進一步確認。該測試會在頭皮上安裝多個電極來評估腦細胞的神經活動，可透過顯示大腦基本活動的基礎波來確認是否有癲癇波。腦波在活動時會受到大量刺激而影響腦波的判讀，因此有時會請患者服藥以利在睡眠期間進行檢查。若因檢查而須服用助眠藥物，則須獲得監護人的書面同意。

*請參照第七章。

即使腦波有異常但未出現癲癇症狀則無須擔心。不過仍須依照主治醫生的判斷，根據腦波異常的程度，預防性開立抗癲癇藥物。

下列2）及3）小節所提的評估方法尚未普及，請將其作為可考慮的檢查選項之一來了解。

2）睡眠期間肌肉攣縮的次數

圖3-2為計算記錄睡眠期間肌肉抽動的次數。我們認為，可以透過肌肉攣縮次數的多寡來推論神經傳導物質多巴胺的作用，但還未能直接斷言判定。若肌肉攣縮過於頻繁，一般認為可能是因多巴胺系統神經的活性不穩定。

此為瀨川昌也博士進行的一項研究，他著眼於妥瑞氏症患者在進行睡眠腦波檢查時，四肢肌肉攣縮的頻率和左右差異，從中闡明了大腦功能的左右差異並評估與抽搐症狀的相關性*。

3）血清素的初步評估

正常睡眠週期有其固定的順序：清醒⬇非快速眼動睡眠⬇快速眼動

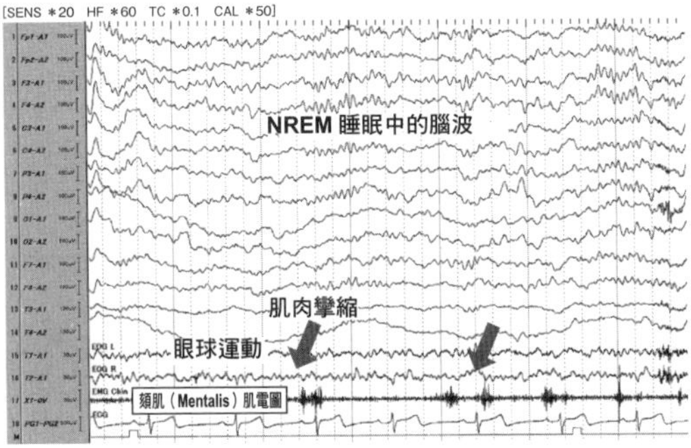

圖3-2
腦電圖檢查結果
（10歲男童）

＊瀨川診所會進行肌肉攣縮次數和血清素的評估，但其他醫療機構並未廣泛執行。

睡眠。

本院在進行腦波檢查時，我們也會在頦肌（下顎肌）裝上肌電圖，以檢查非快速眼動睡眠期間的快速眼動睡眠表現。在正常睡眠狀態下，肌電圖的電位變化在清醒時很明顯，在非快速眼動睡眠期間稍弱，在快速眼動睡眠期間則完全消失*（圖3-3）。

無論是否患有妥瑞氏症或抽搐症，如果頦肌肌電圖電位顯示較弱時，通常會考慮血清素系統神經活性較低，而為了改善血清素分泌，建議早睡早起，於早晨時多曬太陽、多散步和運動。

本院的腦波檢查主要是透過肌肉縮攣和頦肌肌電圖來評估癲癇以外的大腦功能要素。

3 抽血

抽血檢查可以針對身體進行內部醫學評估。根據血液指數可以判讀身體各種狀況，例如有無貧血、有無藥物引起的肝功能障礙等等。用以

*在本院進行檢查時，如果在非快速眼動期間的頦肌肌電圖出現反應，則認為胺類神經（血清素、去甲腎上腺素）活動正常，若是肌電圖顯示微弱或消失，則判讀為血清素神經（血清素、去甲腎上腺素）的活性較弱。

判斷抽搐症狀相關的項目主要則會評估血清鐵（Serum Iron ）和血清鐵蛋白（Serum Ferritin）的數值。特別是鐵蛋白（Ferritin）低於四〇μg／ml時能診斷出患者缺鐵，應積極補充鐵質。

眾所周知，缺鐵與貧血有關，但鐵質是一種輔酶（Coenzyme），可以增加血清素、去甲腎上腺素和多巴胺的活性，最近則有一種被稱為「非貧血型缺鐵症」（Non Anemic Iron Deficiency）的病症受到重視。

不僅如此，鐵還是建構身體的材料，已知對大腦髓鞘（連接腦細胞的組織）的發育以及胺類神經以外的神經傳導物質的活性很重要，因此每天都須有意識地從食物中攝取鐵質。

4 頭部核磁共振（MRI）、電腦斷層（CT）檢查

頭部核磁共振和電腦斷層檢查雖無法檢測到與不自主抽搐／妥瑞氏症相關的異常，但能檢測出腦部疾病。在我診療的案例中，曾透過醫學影像檢查驚訝地發現大腦皮質（Cerebral Cortex）異常形成及腦腫瘤，因

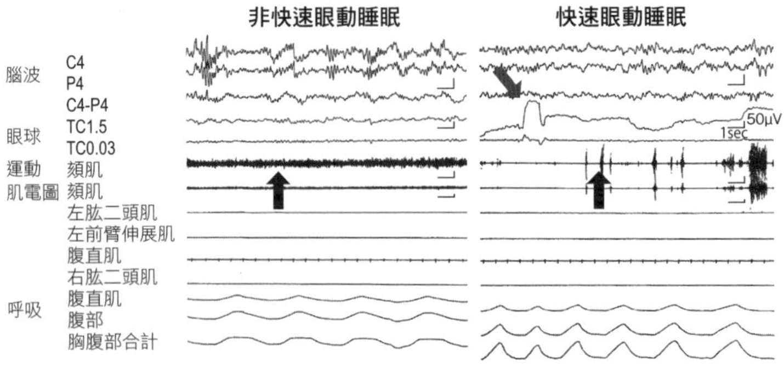

圖3-3 快速眼動睡眠與非快速眼動睡眠

此在極少數情況下，仍有可能檢查出危及生命的病徵，例如腦血栓和腦動脈瘤。一旦發覺任何異常情況，請立即尋求適當的醫療照護。

即使與不自主抽搐／妥瑞氏症沒有直接關聯，抽搐症狀仍可以透過治療大腦異常來改善，患者至少接受一次檢查多少會有幫助。

有各種報告曾指出，妥瑞氏症的嚴重程度和大腦基底核的尾核（Caudate Nucleus）體積大小有關，但判斷不易。我認為不自主抽搐／妥瑞氏症的病因是功能性的，無法透過醫學影像檢查看出。

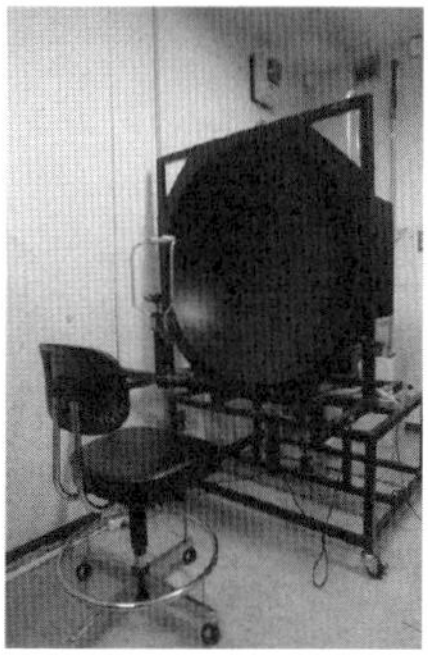

圖3-4
跳視
檢查裝置

5　跳視檢查（Saccade）

此項檢查主要是根據眼球運動評估多巴胺神經系統的活動。該檢查是透過一種稱為「Eyelink」（圖3-4）的特殊設備，以紅外線捕捉眼球的運動，檢測時會請患者以眼睛追蹤圓頂盤上的紅光。此特殊檢測稱為「視覺引導跳視檢查」（暫譯。Visually Guided Saccade，VGS）*和「記憶引導跳視檢查」（暫譯。Memory Guided Saccade， MGS）*，是用於評估

＊視覺引導跳視檢查（VGS）：測量追蹤在圓頂盤上移動紅光的眼球運動。

＊記憶引導跳視檢查（MGS）：持續盯著紅光時，左右警示燈會閃爍一下，紅光熄滅時，患者依靠記憶，將眼睛移動到瞬間亮起的警告燈的左側或右側。

多巴胺神經系統的活性。

此一檢測旨在研究巴金森氏症與多巴胺之間的關係，最初是透過讓猴子服用抑制多巴胺活性的藥物，建立巴金森氏症模型，並在測試中發現異常情況而開發的。

事實上，已有研究報告指出，與同齡正常兒童相比，妥瑞氏症患者的記憶引導跳視檢查數值較低，換言之，可判斷是因多巴胺神經的活性降低所導致。

一般來說，治療抽搐症狀時，因認定多巴胺分泌旺盛是導致抽搐的原因，會讓患者透過服用抑制多巴胺活性的藥物來緩解症狀。然而，這項檢查數據表明，抽搐症患者的多巴胺活性會下降，同時抑制多巴胺神經的機能也會跟著一併下降，目前我任職的診所仍根據此一診斷來進行評估。

而依據此用以推測多巴胺與抽搐症狀之間存在複雜關係的研究結果，我們認為妥瑞氏症患者實際上可能需要的治療是補充而非抑制多巴胺系統。

6 體感覺誘發電位減少（Gating SEP）

SEP（Somatosensory Evoked Potential）是「體感覺誘發電位」的縮寫，而「Gating」這個單字的意思則是「開、關門」。當人類的大腦中處於「來吧！開始運動囉」的「運動準備狀態」，體感覺誘發電位反應下降的系統便開始運作，也就是說，我們關注的是運動和感覺的正常協調，此種評估方法稱為「體感覺誘發電位減少」（Gating SEP）。在神經病學領域，我們已知曉患有肌張力不全會導致運動異常，而本院的研究顯示，表現出瀨川病某些症狀的患者也可能會出現異常，此外，我們仍在進行中的一項以單名妥瑞氏症患者為主的研究顯示，該病患也呈現出部分異常。目前，針對兒童的「體感覺誘發電位減少」檢查僅在本院進行。透過此項檢測，我們發現不自主抽搐／妥瑞氏症可能涉及感覺與運動的統合異常。

第四章 不自主抽搐的藥物治療

在這一章中，我將解說本院實施的治療方法，共分為五類：「幼兒早期」「小學低年級」「小學高年級」「中學」和「高中生以上／成人」。迄今為止，許多國家的研究人員已經發表了林林總總的藥物治療建議和指南，所有研究都非常出色並卓有療效，但本章介紹的治療主要基於本院的經驗。圖4-1顯示的僅為本院採用的基本治療政策。

抽搐症狀會隨著年齡增長而變化，並受到併發症*、環境條件（例如學校壓力、學習問題、同儕理解以及照顧者的教養方式）的複雜影響。因此，治療方式會依據症狀和年齡不同而有極大差異。

圖4-2顯示了各種問題如何影響抽搐，這並非表示惟有排除全部病因，否則就無法治癒，而是須要縝密地逐一解決每個問題。

抽搐的治療不僅是「單純治癒抽動症狀即可」，更應同時考量到「為了孩子們未來的美好人生而進行即時治療」的重要性。為了讓每一位孩子的身心平衡發展、展現自我力量、表達豐富的個性，治療者會盡全力與患者及家屬密切合作，目標是希望讓患者本人與家屬都幸福。

***併發症**：請參閱第二章。

圖 4-1　按年齡、藥物和非藥物治療劃分的症狀

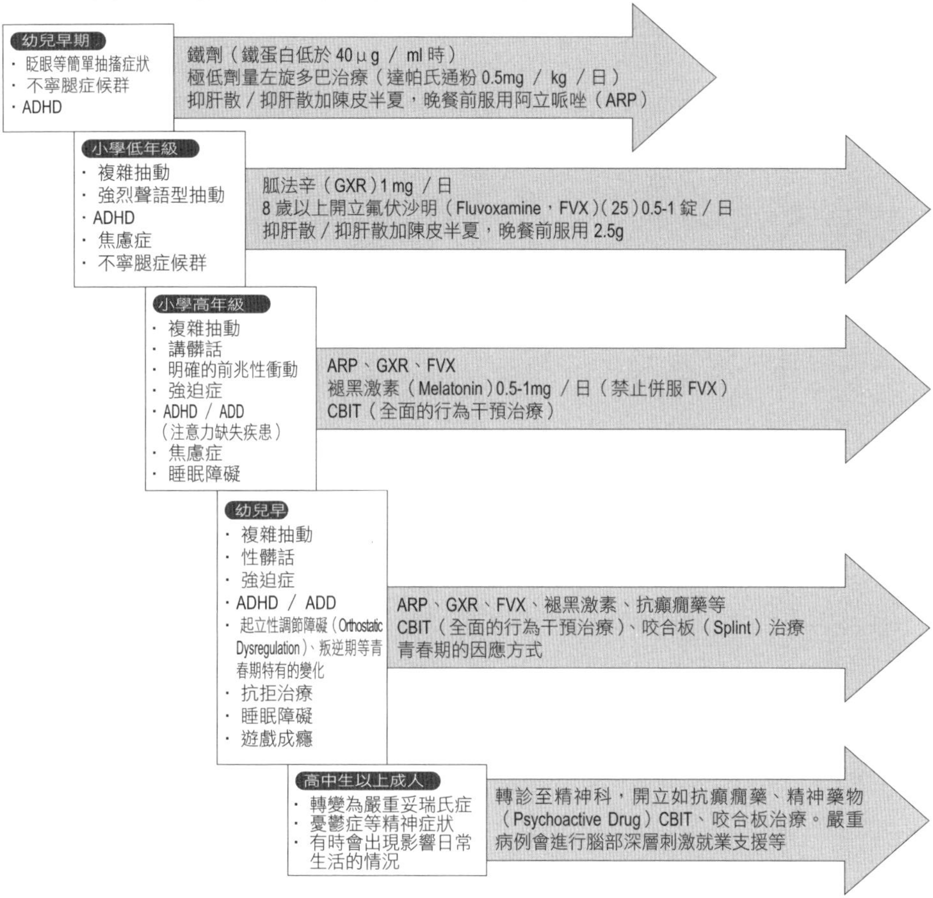
幼兒早期
· 眨眼等簡單抽搐症狀
· 不寧腿症候群
· ADHD
鐵劑（鐵蛋白低於 40μg / ml 時）
極低劑量左旋多巴治療（達帕氏通粉 0.5mg / kg / 日）
抑肝散 / 抑肝散加陳皮半夏，晚餐前服用阿立哌唑（ARP）
小學低年級
· 複雜抽動
· 強烈聲語型抽動
· ADHD
· 焦慮症
· 不寧腿症候群
胍法辛（GXR）1 mg / 日
8 歲以上開立氟伏沙明（Fluvoxamine，FVX）（25）0.5-1 錠 / 日
抑肝散 / 抑肝散加陳皮半夏，晚餐前服用 2.5g
小學高年級
· 複雜抽動
· 講髒話
· 明確的前兆性衝動
· 強迫症
· ADHD / ADD（注意力缺失疾患）
· 焦慮症
· 睡眠障礙
ARP、GXR、FVX
褪黑激素（Melatonin）0.5-1mg / 日（禁止併服 FVX）
CBIT（全面的行為干預治療）
幼兒早
· 複雜抽動
· 性髒話
· 強迫症
· ADHD / ADD
· 起立性調節障礙（Orthostatic Dysregulation）、叛逆期等青春期特有的變化
· 抗拒治療
· 睡眠障礙
· 遊戲成癮
ARP、GXR、FVX、褪黑激素、抗癲癇藥等
CBIT（全面的行為干預治療）、咬合板（Splint）治療
青春期的因應方式
高中生以上成人
· 轉變為嚴重妥瑞氏症
· 憂鬱症等精神症狀
· 有時會出現影響日常生活的情況
轉診至精神科，開立如抗癲癇藥、精神藥物（Psychoactive Drug）CBIT、咬合板治療。嚴重病例會進行腦部深層刺激就業支援等

星野恭子，《兒童健康》（暫譯。チャイルドヘルス），部分修改，2021

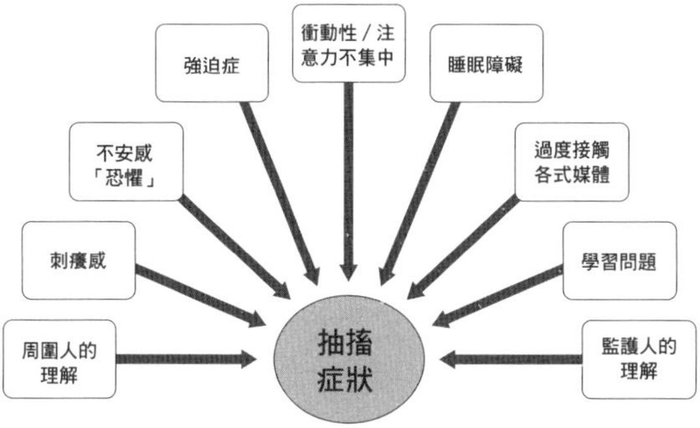
強迫症
衝動性 / 注意力不集中
睡眠障礙
不安感「恐懼」
過度接觸各式媒體
刺癢感
學習問題
周圍人的理解
抽搐症狀
監護人的理解

圖4-2
抽動症狀的原因

作者編寫

1 幼兒期的治療

大多數兒童的抽搐症狀輕微，只出現在臉部和頸部。若僅在短時間內，如在幼兒園發表會之前、被父母責罵或打電玩遊戲時出現部分症狀，經過一段時間觀察後，也有可能不須進行積極的治療。

但如果在幼兒期就已經出現嚴重抽搐，一般推測是因多巴胺和血清素神經傳導物質存在異常，尤其當出現強烈的聲語型抽動，建議前往醫療機構求診。可能的治療選項包括生活指導、開立鐵劑以及極低劑量左旋多巴療法。

1）生活指導

首先，建議讓孩子維持規律的生活節奏，它不僅會影響抽搐症狀，而且對身心發展更是至關重要，請務必使用睡眠圖表並給予相對嚴格的生活方式指導（表4-1）。而於近期備受關注的是兒少耗費在線上遊戲

生活節奏	家族指導	學校方面
早睡早起	**家人的理解**	**與患者及家人討論後，再尋求同學們的理解**
・小學生應於晚上 9:00 就寢（即使是高年級亦同） ・打電玩往往會使抽動症狀更趨嚴重 ・避免過度接觸各種傳媒	・避免斥責孩子的抽動症狀 ・請理解抽搐行為僅是症狀，勿表現出嫌惡感 ・兄弟姊妹的理解和關心也很重要	・實施個別學習計畫 ・不逼迫、也不強制孩子去做無法做到的事 ・偶爾不去上學也沒關係 ・若不到校，請留意生活節奏和接觸媒體時間

表4-1 具體的生活指導

和觀看影片時間過長的問題，必須列為從旁引導的重點項目，尤其是電玩會加劇抽搐症狀、導致精神不穩定及失眠，務必特別著重此項來進行改善。

有些家長不希望限制孩童打電玩的時間，他們認為，「限制反而容易產生壓力，加速抽搐惡化」。但就算不限制線上遊戲時間，症狀都會在孩子稍感不順心時出現，「不該再讓已經患有抽搐症的孩子累積壓力→就讓他們依照自己意願盡量玩吧」的想法是根本的錯誤。

透過電玩遊戲來緩解所承受的壓力本身就是個問題，沉迷於遊戲是導致抽搐症惡化的主因更是無可否認。壓力浮現時，須要找到緣由並處理它，或培養電玩遊戲以外的紓壓方式，請記住，電玩遊戲完全無法治療抽搐症狀。

2）鐵劑治療

鐵質不僅用於治療貧血，而且還是多巴胺、血清素和去甲腎上腺素等所有神經傳導物質的輔酶，因此適當的補充非常重要*。

如果患有貧血，服用鐵劑能改善並讓患者產生「變得更有活力了」

*請參閱第六十九頁。

「早上醒來時精神煥發」等顯著療效。然而，鐵劑可能會對胃腸道產生副作用，像是便秘、腹瀉和胃部不適，因此建議從家庭煮食中攝取鐵質。除肝臟外，富含鐵的食物還包括蛤蠣、鹹牛肉罐頭、牛肉、秋刀魚等動物性食品以及綠黃色蔬菜，尤其是大家都熟知的菠菜。

3）極低劑量左旋多巴療法（L-dopa）

這種治療須要服用極少量的左旋多巴，它是一種用於治療成人巴金森氏症的藥物（表4-2）。但此種治療的有效性尚未獲得充分驗證。

本院自一九七〇年代以來，持續使用左旋多巴（達帕氏通粉）來治療瀨川病。根據這些診療經驗，我們也推測患有泛自閉症障礙的兒童，其多巴胺神經受體較敏感，並發現極少劑量的左旋多巴可以有效對抗這種情況。因此，一九八〇年代左右開始使用極低劑量的達帕氏通粉（約〇・五mg／kg／日）來治療泛自閉症障礙兒童的過動、自殘、抽搐、睡眠障礙等。

達帕氏通粉是用於治療成人巴金森氏症的藥物，劑量為一〇〇〇mg／日以上*，即使是患有瀨川氏症的兒童，劑量也僅為一〇～二〇mg／kg／

*目前已有許多與多巴胺相關的新藥上市，因此現今的巴金森氏症治療中幾乎不再使用。

日以上。另一方面，使用極低劑量左旋多巴時，藥量以體重每公斤〇・五mg／日計算，例如體重二十公斤的兒童為一〇mg／日，用量很少。

二〇一三年，極低劑量左旋多巴研究小組（瀨川兒童神經病學研究所內部組織）在網路上進行了一項問卷調查，募集到來自日本各地、共二十五名醫生的回覆，調查結果顯示過動、恐慌、語言發展、過度挑剔、睡眠障礙（半夜醒來）、抽搐和肌張力不全，皆可用極少劑量的左旋多巴治療，此外，使用它的原因是因其安全性且避免了其他神經藥物的副作用，這些結果同時有發表在國際醫學期刊上。

同年，我調查了一五二個病例，發現它對促進五歲以下泛自閉症障礙兒童的發展有效，例如增加詞彙量和改善臉部表情。此外也已證實，儘管使用二十年以上也不會產生任何醫療副作用。不過此療法的副作用表現為大約十分之一的人會出現過動、興奮、失眠、抽搐加劇等症狀，但由於左旋多巴的半衰期約為兩小時，若停藥很快就會代謝，因此我認為只要細心觀察就是安全的。

我們會向家長說明解釋，並在獲得他們的知情同意後開立此藥物。雖然效果不會立即顯現，但服藥約一～三個月後，抽搐症狀會逐漸

- 針對多巴胺神經受體高反應性使用
- 達帕氏通粉的劑量為 0.5mg ／ kg ／日，一天服用 2 次
- 口服初期，部分情況下症狀會稍微惡化（約 10%）
- 雖然效果較弱，但隨著一波猛烈症狀緩解，會逐漸顯現效果
- 口服容易，即使長期服藥也不太會產生副作用
- 雖適合輕症、嬰幼兒及低年級的病例，但仍須做進一步的診斷

表4-2
關於極少量左旋多巴療法

好轉*。須注意的是，主治醫師必須仔細解釋和觀察藥物副作用。

4）漢方藥

一種名為「抑肝散」的中藥常用於治療小兒夜啼、失眠、脾氣暴躁等，雖然我不常使用，但據說它可以用來治療入睡抽動（Hypnic Jerk），以及成年人的失智症和阿茲海默症。

此藥的優點是使用方便、副作用少，許多家長似乎也都認為中藥是安全的。只是大多數孩子會因「不敢喝、味道好可怕」而心生排斥，導致拒絕服藥。

除抑肝散，也有研究報告提出如抑肝散加陳皮半夏、甘麥大棗湯、柴胡桂枝湯等具功效的藥方。就我個人而言，我常使用的是抑肝散加陳皮半夏。

*目前，這種治療方法尚未普及，因為所需劑量很少且幾乎沒有實證表明其有效性。

2 小學生時期的治療

針對小學低年級和高年級的治療有

- 生活方式指導（和幼兒期幾乎相同）
- 藥物以外的治療方法
- 藥物治療

……等等。

兒童若須開立坦度螺酮，與左旋多巴治療一樣，治療前需取得患者／監護人充分的知情同意，並須仔細觀察副作用，請多加留意。

1）藥物治療

雖然關於藥物治療（表4-3）的實證不多，仍列出供讀者參考。

依據症狀，本院會針對六歲以上患者開立阿立哌唑（ABILIFY）、利培酮（Risperdal）、胍法辛和安保思定（Atomoxetine），八歲及以上患者則開立氟伏沙明。

不過，很少家長是從初期治療就希望開猛藥的，我認為最好能先嘗試生活方式指導和非藥物治療法，最後再考慮藥物治療。

①多巴胺拮抗製劑

針對小學低年級患童，我們會先嘗試提供鐵劑和極低劑量的左旋多巴治療，但必須留意，一旦孩子的生活方式發生變化，動作型和聲語型抽動可能於治療期間變得更加嚴重。若是症狀明顯惡化，可以使用阻斷多巴胺的多巴胺拮抗製劑（Dopamine Antagonist，表4-4），僅於症狀嚴重時口服或另行說明長期服用方式。

本院最常使用的藥物是阿立哌唑。阿立哌唑基本上是一種控制多巴

表4-3 主要藥物治療

1 不自主抽搐的治療 ①小劑量服用多巴胺拮抗製劑，如利培酮、阿立哌唑、氟派醇（從0.5～1mg／天的劑量開始投藥） ②極低劑量的左旋多巴治療（達帕氏通粉0.5mg／kg／日） **2 ADHD的治療** ①胍法辛 ②安保思定	**3 強迫症的治療** ①無鬱寧膜衣錠（劑量從25mg／日開始） **4 焦慮症的治療** ①坦度螺酮（劑量從5-10mg／日開始） ②中藥（抑肝散、抑肝散加陳皮半夏等） **5 其他治療** 可那氮平（Clonazepam）、妥泰膜衣錠（Topiramate）、偉伯益酸鈉（Sodium Valproate）、左以拉西坦（Levetiracetam）等。

胺神經的藥物，但它也具有刺激神經的作用而被稱為多巴胺神經調節劑。此藥品屬於一種鎮靜興奮和情緒的藥物，用於治療成人的精神疾病、六歲以上患有泛自閉症障礙等的行為障礙症狀。

國外已發表許多關於阿立哌唑有效治療抽搐症的研究報告，本院一般會開立每日〇・五毫克或一毫克的極小劑量，請患者於晚餐後或睡前服用一次。但由於阿立哌唑會刺激多巴胺，進而促使抽搐更加嚴重，遇到此種情況時，可停用阿立哌唑並改開立利培酮*。

阿立哌唑和利培酮都是抑制多巴胺神經的藥物。副作用雖有食慾增加、體重增加及嗜睡等，但根據臨床判斷，當抽搐症狀嚴重並影響日常生活，仍可以使用。其作用與極低劑量左旋多巴治療完全相反，因此若使用抑制多巴胺神經的藥物，則可以停止極低劑量的左旋多巴治療。

氟派醇（商標名：Serenace）是歷史悠久的多巴胺阻斷藥物，具有體重增加、嗜睡和肝功能惡化等副作用，請務必先充分了解相關副作用後，再根據患者的意願選擇藥物。

表4-4 多巴胺拮抗製劑

藥品名稱	氟派醇、利培酮、匹莫靜（Pimozide）、思樂康（Quetiapine）、阿立哌唑……等。
特徵	・功效已經過長期確立。 ・有嗜睡、體重增加、錐體外徑症候群（Extrapyramidal Symptoms）等副作用。 ・多巴胺 具有安定劑阿立哌唑的有效性。

*1 筆者曾診治過某一病例，患者在增加利培酮劑量後，因體重增加而感到自卑，自願停藥後抽搐症狀好轉。病人自訴：「我不想再服用這種藥了。」讓我對此用藥進行了深刻反思。
*2 不能僅是依賴多巴胺拮抗製劑，還須要考慮生活方式指導和併發症的治療。

***利培酮**：一種抑制多巴胺神經活性的藥物。本院一般會於症狀嚴重時開立予患者服用。

②胍法辛與安保思定

用於治療ADHD注意力不集中和衝動的藥物。由於患有ADHD的低年級兒童經常出現併發症，通常會開立胍法辛（原廠藥名Intuniv®）讓患者服用。它最初是由歐洲所開發並作為治療高血壓的降血壓藥，然而歐洲和美國的研究發現，它可以有效治療ADHD症狀，於是開始用於兒童ADHD治療。

研究顯示，此種藥物會慢慢活化額葉的神經，提高專注力和注意力，並抑制衝動。患有ADHD併發抽搐症的兒童往往容易興奮，並有交感神經系統過度活躍的問題，若屬於抽動嚴重的病例，服用後症狀會立即緩解。

然而，其副作用非常多，大約有六～七成患者最初會出現嗜睡症狀，它還會導致血壓偏低、脈搏速減緩，出現「早晨起不來、昏昏沉沉、身體不適、腹痛、反而更加煩躁」等狀況，必須謹慎用藥。由於可能會導致心律不整，因此會於服藥前後安排心電圖檢查，針對長期使用的病例則會定期進行患者的心電圖評估。此外，因副作用是嗜睡，所以通常會讓患者於長假期間開始服用，不過，大約一個月後就會漸漸習慣

表4-5 胍法辛

- 作為 ADHD 的第 3 種治療藥物於 2017 年 5 月上市
- 抽搐藥物：與可尼丁（Clonidine）相同的去甲腎上腺素 α 受體刺激劑
- 針對大腦的前額前區特別有效
- 針對抽搐的療效主要為抑制交感神經系統的鎮靜作用（對嚴重聲語型抽動能短暫產生效果）
- 國外也發表過許多證實有效的研究
- 副作用多為循環系統副作用和嗜睡
- 拙見認為，長期服用具有改善前額前區功能及非運動迴路功能的可能性

＊歐美已批准其作為治療抽搐症的藥物。

想睡的感覺。

根據臨床經驗，於服用胍法辛後幾天內會改善激動地發出尖銳高亢聲調、頻繁尖叫的聲語型抽動。我認為可能是剛開始口服後會有一定程度的鎮靜神經興奮的作用而促使抽動症狀好轉，雖然這是治療ADHD併發嚴重抽搐非常有效的藥物，但仍須諮詢主治醫生。

另一種藥物為安保思定，於二〇一七年以前常用於治療同時併發ADHD的抽搐症患者，目前若遇抽搐症狀加劇，首選藥物為胍法辛，倘若胍法辛的副作用嚴重時，可以小劑量使用安保思定，同樣也務必要與主治醫生討論。

③氟伏沙明

氟伏沙明*（表4-6）可用於治療八歲以上兒童的強迫症，當出現各種強迫症狀，如「儘管知道別這麼做卻還是摸了」「很多焦慮的事情在腦海中盤旋不去」和「很在意他人視線」等，它會是治療強迫症的首選藥物之一。副作用不多且二十五mg的藥錠非常小，適合八歲以上的兒童使用。強迫症通常在高年級兒童中更為常見，一般而言較少用於低年

＊氟伏沙明：此藥是一種選擇性血清素再吸收抑制劑（Selective Serotonin Reuptake Inhibitor，SSRI），具有增加大腦中血清素濃度的作用。使用該藥物時，須向家長示警並充分解釋患者會產生自殺想法及自殺企圖的風險。

表4-6
氟伏沙明

- 副作用較少（有時會在夜間醒來）
- 在極少數情況下，血清素過多可能會導致抽搐惡化
- 能有效緩解焦慮和煩躁感
- 可於早期治療時併服的藥物之一
- 雖然治療與抽搐症相關的強迫症之有效性仍有待研究，但筆者認為它能減輕患者的痛苦感
- 然而，若服用血清素再吸收抑制劑也須警覺會浮現自殺念頭

級孩童。

另外，開始服藥後可能會出現焦慮煩躁等副作用，所以通常讓患者從〇．五錠開始服用。

④坦度螺酮

小學低年級的孩子中，部分會表現出強烈的焦慮情緒，他們會經常尋求父母關注或表現出「無法單獨去上廁所或害怕自己睡覺」等行為。即使家長已盡力避免在家中引起孩子的焦慮，但仍有一定限度，在這種情況下，坦度螺酮（商品名為Sediel，表4-7）可用於調節血清素神經的平衡。

該藥是成人抗憂鬱藥，以五毫克的極小劑量於夜間服用一次即可緩解症狀，迄今也沒有觀察到副作用。然而它尚未被批准用於兒童，因此開藥時務必謹慎。

⑤褪黑激素

在白天接觸光線並大量運動時，大腦分泌的血清素會被代謝，入夜

表4-7
坦度螺酮

- 用於神經官能病（Neurosis）的壓抑和恐慌則適用健保
- 單次 5mg 劑量，每日服用 1-2 錠；高年級可服用 10mg
- 若服用氟伏沙明出現副作用，可更換此藥
- 效果較弱，但副作用很少
- 會有睏意，可以幫助睡眠。小顆錠劑容易吞服
- 針對自體受體（Autoreceptor）作用後的突觸。抑制血清素 1A 受體
- 與苯二氮平類藥物（Benzodiazepine）無交叉依賴性

後，松果體就會開始分泌褪黑激素並於晚間八～九點左右達到高峰。褪黑激素通常於天黑後開始分泌，但若待在明亮處，分泌就會受到抑制。

褪黑激素是一種誘導睡眠的荷爾蒙，患有妥瑞氏症的兒童服用褪黑激素後能獲得良好治療效果並改善生活品質，可觀察到患者們「能夠很快入睡、不再半夜醒來、白天也不覺昏昏欲睡」。

此外，若患有神經發展疾患也已戒除電玩，加上父母已竭盡所能希望幫助孩子一夜好眠，他們卻仍會吵著說自己就是睡不著，抽搐症狀還會在睡前一口氣發作時，使用褪黑激素可有效治療。

一般來說，患有抽搐症的孩子都很真誠、認真努力、精力充沛，通常會因受到抽動症狀影響容易產生疲倦感而早睡，但有些孩子較會反抗，遲遲不肯上床睡覺。睡眠問題卻又對症狀和未來成長影響甚鉅，因此父母、支援者和治療人員都須要認真以對並努力解決。

褪黑激素是一種調節人體生理時鐘的荷爾蒙劑，因此必須在晚上八～九點之間口服。除了服用褪黑激素，於睡前一～二小時吃完晚餐，隨著體溫下降，會更容易入睡，非常建議於睡前洗澡，營造出放鬆的睡眠環境。最重要的關鍵是減少刺激，像是避免在睡前玩遊戲、關掉電視

表4-8 褪黑激素

- 改善兒童神經發展疾患（泛自閉症障礙、ADHD、智能障礙等）所引起的入睡困難
- 適合 6 ～ 15 歲服用

適用下列狀況

- 父母和孩子自身都因無法入睡而感到痛苦
- 孩子有智能障礙等症狀且伴隨睡眠問題，導致親職於育兒路上遭遇困難

和智慧型手機以防止強光直射眼睛等。

氟伏沙明禁止與褪黑激素併用會增加褪黑激素的血中濃度，因此須要格外小心。在臨床經驗中，若遇氟伏沙明能有效治療嚴重強迫症的病例時，可向家長解釋後主張讓患者服用。

⑥可那氮平（抗癲癇藥）

在某些情況下，可那氮平（表4-9）能有效作用於涉及突然肌肉緊張的抽搐或導致患者隨著身體運動而呻吟的抽搐，是一種用於治療肌肉收縮症狀也就是所謂肌陣攣（Myoclonus）的藥物，作用是阻止肌肉和神經之間的傳導，且能有效治療恐慌症*（Panic Disorder）。副作用是會讓人昏昏欲睡，因而患者若有入睡困難問題也能使用，睡前服用一次〇・二五~〇・五毫克的劑量即可。由於具有成癮性，必要時可先從低劑量開始服用且務必遵守謹慎用藥原則。

表4-9 可那氮平

- 兒童（運動）癲癇發作、精神運動癲癇發作及自律神經失調發作，適用健保
- 焦慮、恐慌、不自主抽搐皆有效→緊急時也可使用
- 嬰幼兒劑量為 0.025mg ／ kg（10kg 為 0.25mg、20kg 為 0.5mg、維持劑量通常為每天最多 0.1mg ／ kg）
- 分 1 ～ 3 次服用
- 副作用與其他苯二氮平類藥物相似，如嗜睡、精神萎靡、恍神等
- 由於容易感到睏倦，筆者一般會開立 0.05-0.25mg 的劑量請患者於晚上服用一次

***恐慌症**：一種精神疾病，患者在沒有任何特定身體疾病的情況下，會出現心悸、呼吸困難和頭暈（恐慌發作）等突發症狀的反覆發作，這會增加他們對發作的焦慮並造成日常外出受到限制。

病例1 極低劑量左旋多巴治療可改善ADHD及不自主抽搐

A小朋友於五歲時突然出現全身都在發抖的抽搐症狀，接著喉嚨發出咕嚕咕嚕聲的聲語型抽動症狀也持續增加。在幼兒園也出現走來走去、使用辱罵性語言及想要觸摸物品等行為。由於他的聲語型抽動每況愈下，於五歲半時經由當地兒科醫生轉介到我們醫院就診。

於本院接受診療後，併發ADHD症狀仍然持續惡化，也能明顯感受到他高度緊張的情緒，於是開立一毫克胍法辛於每晚服用一次，抽搐症狀三天後就減少一半，一週後便消失。

七歲時，患者開始參與學校活動練習，由於太過緊張，尖叫抽動又再度惡化。因此，我讓他暫時於晚上服用利培酮，起始劑量為一次〇・五毫克，卻因為容易導致嗜睡而無法持續服藥。

有鑑於此，我開了極少量的左旋多巴（體重三十公斤的劑量為十五毫克／日），效果顯著，症狀明顯緩解。現年八歲的他則繼續服用胍法辛和極少量左旋多巴，不僅ADHD症狀有所改善，抽搐症狀也僅剩輕微聲音抽動，同時未見產生副作用產生。

病例2 同時併發ADHD及強迫症的兒童

B小朋友於兩歲時出現睡眠障礙、自殘、傷害他人以及語言遲緩等狀況；四歲時突然出現咬舌頭、呼吸不順的症狀；五歲時開始不時發出「啊——」的聲響，聲語型抽動越來越嚴重，當時就醫的小兒科診所開立了抑肝散讓他服用。

因症狀並未減輕，於七歲時前來本院尋求診治。其症狀在學校時並不明顯，但對母親的依賴已經轉變成「要舔她」，此一症狀也越見強烈，另外還出現了將頭倚在朋友身體上的行為。這明顯是伴隨著「不做就無法安心」的強迫性神經官能症（ADHD、

RS 40分，YGTSS-J 65分）。

之後，他突然出現尖叫症狀，持續每五秒鐘尖叫一次的行為已經影響正常生活（YGTSS-J為八〇分），於是開立胍法辛一毫克（晚餐後一次）讓他服用，一週後抽動減少二〇%。在他八歲的時候，我們開始用氟伏沙明來治療他的強迫症，症狀也逐漸好轉。

目前九歲的他繼續服藥中，症狀均已消失。

病例3 透過限制線上遊戲的生活方式指導，症狀獲得改善
（併發ASD、ADHD）

C小朋友於六歲時出現了蹦跳、過動、注意力不集中等症狀，被診斷出患有ADHD，此外，他還出現從鼻子哼聲、身體痙攣等抽搐症狀，於七歲時前往醫院求診（YGTSS-J 五十五分、ADHD-RS 三十三分、SCAS 四十九分、CY-BOCS 二十分）。

由於症狀嚴重，開立阿立哌唑讓他開始服用後，出現食慾增加、體重也跟著增加的狀況。八歲時，他自訴「一直覺得很想抽搐或做些什麼動作」並出現說髒話和用力拍打右手等症狀，於是請他併服氟伏沙明來治療。此外，也開立可那氮平來治療其嚴重的身體痙攣。

在他八歲半的時候，我們檢視了他的日常生活樣態，發現他玩線上遊戲完全不受限制，要到晚上十一點才會就寢。我和患者約定必須縮減每晚的遊戲時間，他一週後雖確實做到，卻開始外出玩耍。

家長雖然知道睡眠的重要性，卻無法認真看待，在醫師的建議下才終於願意正視孩子生活作息的問題。

隨著時間的推移，孩子的抽搐症狀幾乎消失，也逐漸減少用藥了。

2）小學高年級的課題、重積狀態

我們有時會看到十歲左右孩童的抽動症狀在短短幾天到幾個月內突然變得嚴重起來的情況。每隔幾秒鐘就會出現拱起身體、劇烈晃頭、尖叫等突發症狀，當遭遇此種情形，孩子上學或外出就會變得困難，而與孩子共同生活的照顧者也會面臨極大壓力。

有時，小患者在候診區已設法控制住情緒，但一離開診療室就冷不防地開始尖叫。遇到這種情況，我們會逐漸增加胍法辛、利培酮、阿立哌唑、可那氮平等的劑量，再於數天後症狀消退時減至往常用量。

父母的情感支持最為關鍵，務必督促患者於早晚進行呼吸練習*。雖然常有父母反應要做到這一點是困難重重，但「深呼吸」是一種重要的「療法」，應該讓它成為孩子日常生活的一部分。

當孩子升上高年級，若僅維持服用極低劑量的左旋多巴或鐵劑，將重點改放在關懷其睡眠及生活、控制接觸遊戲和媒體的時間，症狀也會產生巨大變化。若不調整作息，即使已服用抗多巴藥物*和胍法辛，症狀不見改善的案例也很常見。

***呼吸法：**請參閱第一二二頁及第一二七頁。

***抗多巴藥物：**阿立哌唑、利培酮、氟派醇等。

隨著孩子升上更高年級，他們往往會因擔心別人目光而對自己的抽動症狀更加焦慮，進而導致「必須重複某些行為」的強迫症出現惡化傾向。在許多病例中，當焦慮或強迫症越趨嚴重，併用氟伏沙明皆能產生效果。

高年級也會開始進入青春期、出現第二性徵，症狀會暫時惡化，孩子和父母都會經歷一段陣痛期。但請不要放棄，在持續治療的過程中，孩子將達到可以客觀評估抽搐症狀發作時間的年齡，趁此時引入全面的行為干預治療（如CBIT）會很有效。

病例4　透過各種藥物療法和CBIT來改善（併發ADHD）

D小朋友就讀小學高年級時，出現喊叫、搖頭、跳躍等惡化症狀。由於服用胍法辛和利培酮未有任何進展，因此再讓患者改服氟派醇和阿立哌唑，卻仍然不見好轉，於此同時，他前來我們醫院就診後發現他具有以下症狀：

①腿部因刺癢感作祟而睡不著↓不寧腿症候群
②無法入睡↓睡眠障礙
③專注力低落、容易衝動↓ADHD
④脖子周圍的刺癢感讓人想扭動脖子↓強烈的衝動*

於是我開了下列處方：
針對①症狀↓開始補充鐵劑五十毫克
針對②症狀↓褪黑激素三毫克（從一毫克開始逐漸增加）
針對③症狀↓胍法辛三毫克（從一毫克開始逐漸增加）

此外，我還開了二十五毫克的氟伏沙明來治療一定要透過抽搐來產生舒緩感的症狀，並開了一毫克的可那氮平來治療伸展手臂時的抽動。

我們也使用鼻呼吸法、CBIT、放鬆治療和正念*，並告訴患者和家長：「有很多症狀是重疊的，必須逐一仔細地分析、治

*衝動（Urge）：請參閱第五章1-3）。

*正念：一種冥想法，可以讓心放在「當下」並達到正念狀態。是一種關注呼吸、身體感覺、想法和情緒，並著重覺察自己不斷產生變化的體驗。具有可以活化大腦、減輕壓力並提升工作表現的效果。

療。」

到了十三歲，他的睡眠品質已大幅提升，強烈抽動和不寧腿症候群症狀也獲得改善，並逐漸減少用藥量。在開始採用CBIT療法後，抽搐便不再發作，目前則沒有服用任何藥物。

病例5 改善因朋友看法而引起的焦慮並重拾信心

E小朋友從小學中年級起就出現咳嗽、聳肩、吐口水、因不安而身體發抖等症狀，雖有服用中藥，但因出現強烈的聲語型抽搐、搖頭等徵兆，於十二歲時來到本院求診。他會因朋友指出自己的抽動症狀而感到十分焦慮（YGTSS-J 七十分、SCAS六十分、ADHD-RS二十分）。

我們為了讓家長和孩子意識到這一點，於診療時傳達：「焦慮測試數值看來很高，有點嚴重喔。」父母平時與孩子互動也會特別留心遣詞用字，孩子本身則認為「雖常感到擔憂不安，但有在服藥，所以沒關係」。

我接續另一家醫院的處方，開立四毫克阿立哌唑讓患者服用，並追加氟伏沙明二十五毫克、坦度螺酮五毫克。此外，為了改善注意力不集中的問題，讓患者開始服用小劑量安保思定，後因抽搐加重而停藥。十三歲時，患者改為服用一毫克胍法辛並漸漸習慣嗜睡的副作用，持續治療後抽動減少（YGTSS-J二十七分），情緒穩定，學習成績提高，於是將阿立哌唑劑量減至二毫克。十四歲的他已恢復自信，SCAS測試僅獲兩分，焦慮感也幾乎完全消失。

病例6 服用褪黑激素改善睡眠節律

F小朋友於四歲時出現「因緊張而喘不過氣」的抽搐症狀，且有過動、衝動行為。六歲時，突然因不安緊繃而無法入睡，七歲時前來本院就診。我開了治療ADHD的胍法辛和鐵劑給他。

小學中年級時，抽動症狀雖有所緩解，但他開始沉迷於線上遊戲，並出現激烈地辱罵父母和暴力的行為。晚上常亢奮得睡不著，抽搐也越來越嚴重。但患者表示願意接受治療，針對其暴戾情緒和恐慌症狀給予少量可那氮平用藥，因此情況有所改善。

我向父母解釋：「孩子處於叛逆期，會花更多時間玩遊戲，這也導致他們的心緒不穩定，但請在孩子平靜時與他們對話，讓他們理解辱罵性語言和暴力是不好的。」

患者後來因新冠疫情導致睡眠節律混亂，就寢時間明顯越來越晚，所以我開立褪黑激素請患者於晚上八點服藥，他也漸漸能於十點前入睡。情緒平靜下來，遊戲成癮得到改善，抽動也幾乎消失了。目前，藥量已逐漸減少，現在僅服用少量的胍法辛。

3 中學生時期的治療

1）青春期／第二性徵和粗穢言語

從小學高年級到國中左右，性荷爾蒙開始活躍，某些人可能會進入愛講粗話和性語言的時期。孩子雖會堅稱「自己沒有任何問題或否認講髒話」，但時不時冒出的辱罵性言語會讓父母難以忍受。父母忍無可忍時就會對著孩子大吼，而孩子生氣後，又會一而再、再而三地重複同樣的行為，形成惡性循環，此種症狀的主因源於衝動抑制機能被破壞。越被禁止說出與性有關的言詞卻越容易適得其反時，可考慮與強迫症*的關聯性。

青春期的孩子會對「性」好奇是很自然的，常常想著有關性的事情

***強迫症：**請參閱第四十一頁。

也無須大驚小怪，但是當他們大聲表達出來，就會出現衝動和強迫症的問題，須要與抽搐症做出鑑別診斷。

更重要的是能夠成功克服諸如「（因為會飆髒話）不想去上學、反抗父母並拒絕吃藥、每每都說自己不想去醫院」等情況。青春期的其中一項特點是孩子容易陷入自暴自棄，這會讓父母看了很惱火，於此同時也是親子關係容易起衝突的時期。

另外，此階段也是兒童身體快速生長的時期，若患有起立性調節障礙*等症狀，身心狀況往往會惡化，睡眠節律也經常被打亂，還會有睡了卻感覺睡不夠、早上才剛起床就感到疲倦的狀況。具體來說，起立性調節障礙是由於自律神經系統異常而引起循環系統無法正常調節，導致站立時血壓下降或心跳過快的疾病。此階段的抽搐症狀不僅涉及身體症候，也涉及心理和環境因素，因此須要並行治療。

2）靜靜守護陪伴很重要

對於患有不自主抽搐的國中生來說，重要的並非急於當下進行治療，而是耐心等候孩子長大、青春期結束、病情有起色後再進行療程。

＊**起立性調節障礙：**因自律神經系統失調，於站立時流向身體和大腦的血液減少所引起的疾病，通常會有頭暈、心悸和昏厥等狀況。請參閱第一五七頁。

常常是患者、父母和醫護人員都盡了最大努力，抽搐仍可能發作，因此，與其強迫孩子去上學，更建議讓孩子和家人一起外出購物、收集自己喜歡的東西、做一些輕鬆有趣的運動。在學校學習並不是孩子的一切，偶爾一起打打電玩可能是個不錯的主意。

如果擔心孩子學習落後，可以考慮選擇小班制的自由學校（Free School，類似臺灣的實驗教育學校）或補習班。從治療者的立場而言，不建議強迫孩子去上學。

我認為透過結合放鬆療法、針灸、按摩和其他調養方式以順利平穩度過青春期是主要目標。當孩子習慣了與抽搐共存並稍有起色，父母也會開始理解「這就是青春期的模樣」。一直到十四歲左右身心更加平穩之時，與家人間的關係就會逐步改善，並察覺到抽搐症狀明顯跟著緩和許多。我認為於青春期階段進行治療的祕訣就在於靜候這種情況發生。

近年來，相繼出版了有關「兒童正念」的書籍，找時間讓孩子學習放鬆並沉靜下來十分重要。

雖然隨著孩子年齡增長，乍看病況有變得更糟的可能，但事實上，他們也能漸漸學會在公共場合展現自控力，重點是父母必須讓孩子知道

「你現在能夠控制住真是太好了」。症狀在進入青春期到第二性徵出現期間往往會每況愈下，但有些孩子處於維持冷靜狀態時確實會好轉，當迎來這一刻，相信身邊所有人都會感到格外欣慰。

但在此階段，CBIT的效果或許會不如預期，導致孩子們不僅「不想再接受治療」，也開始熬夜或玩線上遊戲，拒絕再做任何「看起來對身體有益」的事。

即便如此，若患者們仍願意持續服藥，我認為這就是渴望康復的表現。

有的孩子告訴我：「即使吃了醫生開的藥也沒什麼效！」或「你總要我盡量早睡，根本做不到！」其實，孩子們真心希望能痊癒，也很努力配合療程，我都會鼓勵這些小患者們：「是呀，很抱歉沒能讓你馬上好起來」「但是藥會慢慢發揮效用，所以要更有耐心一點喔」。

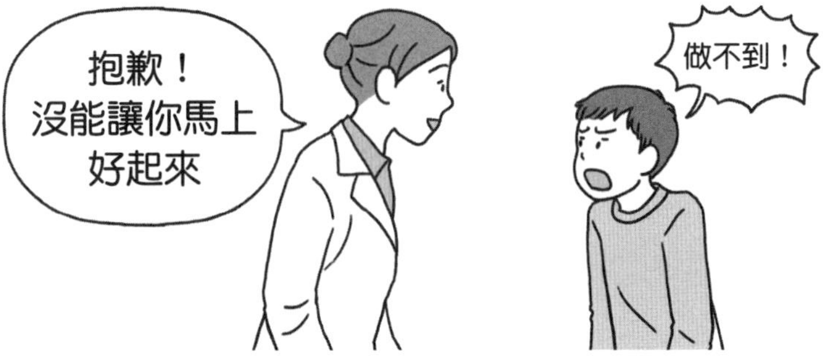

病例7 升上國中後，調整睡眠節律並運用呼吸法

H同學從小就有搖頭、抖動肩膀、右手擺動、跺腳等症狀，到了小學高年級，開始出現講髒話、身體大幅扭動等抽動症狀。

前一位精神科醫生開了六毫克的利培酮、七十五微克的降保適錠（Catapres）和四毫克匹莫靜，但症狀並未改善，患者隨後出現想要觸摸危險物品的強迫症，專注力和注意力不足也導致成績直直落。家長對越來越多不知何故卻必須服用的藥物感到心慌，決定全部停藥，直到孩子升上國中後才至本院就醫（YGTSS-J七十五分，ADHD-RS三十八分）。

在那之前，他一直是晚上十一點才上床睡覺，治療的第一步便是請他盡量早睡。

在穩定其睡眠和教導呼吸技巧的同時，有鑑於他的ADHD症狀也很嚴重，我們開始讓他服用一毫克的胍法辛和一錠三毫克

的阿立哌唑，我會先詳細解釋每種藥物的功效和用途，好讓家長放心給小朋友服藥。開始服用的十天後，抽搐症狀減輕，但因為強迫症狀明顯，我另外開了一錠二十五毫克的氟伏沙明幫助患者鎮靜，抽搐也跟著和緩下來。目前該位患者已能自己運用呼吸法，正積極康復中。

4 高中生時期的治療

從十五歲起，考量到大腦發育，不再使用極低劑量的左旋多巴和鐵劑，而是改服阿立哌唑、胍法辛、選擇性血清素再吸收抑制劑（SSRI）和可那氮平。藥物和非藥物治療的使用方式與成人相同，同時維持多巴胺與血清素正常分泌、改善睡眠並預防恐慌發作。

孩子上高中後，多數的抽搐症狀就會減輕，並且通常會轉變為某幾種固定類型，此時也是讓中小學階段暫時新增的藥物減量至必要最低限度的時期。到了高中年紀，有些人的症狀輕微但穩定，也有部分患者持續存在較為嚴重的症狀。

漸漸地，隨著國中叛逆期的結束，精神狀態漸次沉著安定，大腦中的多巴胺神經元發育也慢慢接近成熟，變動不再那麼頻繁*。額葉系統的發展也轉趨穩定，有助孩子們理智地認識抽搐症狀。

能夠像這樣理性地了解事物，多可歸功於CBIT和正念的效用。隨著對如何治癒自己的自我理解不斷進步，治療師和支援者也會更容易採取相應對策。

*有關多巴胺神經發育的說明請參閱第一六八頁～一七〇頁。

病例8　拒絕服藥，引入CBIT（木田療法）後症狀消失

I同學從小就患有抽搐症，從國中到高中，醫生開了很多治療處方，但他不願意配合服藥，只好停止診療。

來到本院就診後，我們開始了木田療法。在第一次治療期間，我嘗試使用拮抗作用來抑制搖頭晃腦的症狀，反而導致他全身抽搐。我仔細觀察他的動作，發現其腹部肌肉似乎一直在用力，所以我讓他在腹部收縮的同時進行深呼吸的抑制動作。療程結束後，他均不再發作搖頭晃腦和身體顫抖，高衝動性也幾乎消失。

到了第三次療程時，抽搐症狀皆已消失。三個月後已經開始參與社團活動。一年後的現在不僅未見發作跡象，患者也已能夠透過呼吸來控制自己的衝動。

第五章

非藥物治療法

1 專注於前兆性衝動（刺癢感）的治療

我們將介紹一種最近已成為歐美首選的治療法「CBIT」。遺憾的是，在日本能夠進行此種治療的機構還很少見，應用並不廣泛，但我認為它是最值得關注的一種治療法。

1）「刺癢感、非動不可」是判斷症狀的重要依據

許多孩子抱怨在抽動之前會湧現「刺癢感」，此稱為前兆性衝動，也就是一般所說的「因為覺得刺癢而動作」或「難以壓抑的刺癢感」等感受。部分患者告訴我們：「因為不動一下就感覺很不對勁」「覺得很癢才透過動作舒緩，這很正常吧」。

儘管並非所有人都會如此，但這種內在的刺癢感是一種常見且重要的症狀，我也終於意識到應該重視這種感覺，但周圍的人往往容易忽略唯有抽搐症患者才能感受到的刺癢感。

在兒童時期，感到刺癢的部位每每都是臉部，然後轉移到肩膀和頸部。例如眨眼或搖頭等簡單動作型及「因背部發癢而劇烈扭動身體」或「因頸部刺癢而上下跳動」的複雜運動型抽動均會同時出現。總括來說，「因刺癢感令人難以忍受，試圖抑制時就會很焦躁，所以才出現很多他人看來奇異的行為」。

2）與「刺癢感」類似的行為

類似於刺癢感的前兆性衝動表現包括「感覺能量正要從體內向外發散」「來自身體的壓力被釋放」和「總有一股不協調感」等。

3）評估前驅症狀期（Prodromal Phase）的前兆性衝動抽動量表（Premonitory Urge for Tics Scale，PUTS）分數

圖5-1顯示的是身體刺癢的位置和強度。

PUTS評估項目均與衝動性有關，例如「抽動之前能感覺身體發癢，大腦和身體也感知到壓力」「浮現緊張感，總覺得有些不太對勁」等，但兒童的口語能力和感受度尚不及成人，像是孩子經常抱怨的「刺

圖5-1　身體刺癢的好發位置及強度

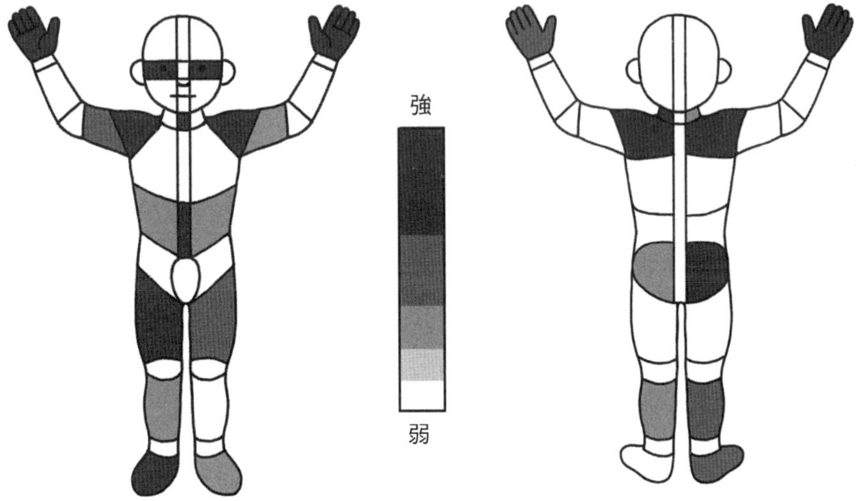

Leckman J.F.，Development Psychopathology and Clinical Care，第一版
John Wiley & Sons，1999 年，紐約。

癢感」，因與搔癢感相似，對孩童而言，是更容易表達出來的感受。

有些孩子因為胸部刺癢，在試圖以手指按壓後會出現瘀傷，也有些孩子會因此咬傷口腔內部。由於重複去咬疼痛的部位會有舒緩感，最終變得無法控制這種「疼痛又愉悅的快感衝動」，甚至有人會反覆去咬傷口腔的某一部位，以致潰瘍更加嚴重

另一方面，許多成年患者自訴：「體內常有一種壓迫能量湧上來的感覺，必須將其釋放出來」或「希望擺脫不協調感」，這也可以形容為一種類似強迫症的感受。

「體內的壓迫感」也與內在動能有關，它可能類似於伴隨著負面情緒的煩躁、慟哭*和憤怒感。目前尚不清楚這些前兆性衝動與大腦哪一部位有所關聯，我認為這將是未來一個重要的研究課題。

4）前驅期症狀是治療策略的核心

無論如何，「抽搐症狀會伴隨前兆性衝動」對治療來說非常重要，必須列入治療策略之中。

全面的行為干預治療（Comprehensive Behavioral Intervention for Tics，

***慟哭**：因無法忍受悲傷而嚎啕大哭，也可用號泣表示。

CBIT）是一種旨在盡早控制這些前兆性衝動的治療方法，會使用呼吸技巧和稱之為「習慣反向訓練」（Habit Reversal Training）的方法來消除這些衝動。

有位高中生患者分享其經驗：「抽動是因為刺癢感而做出動作來緩和的錯誤學習結果。即使感到刺癢，也不一定會有所動作。刺癢難耐時，若能等它在大約十～二十秒內消退，就不會抽搐了。若能讓大腦學習記得在感到刺痛時也不要動作，它就能痊癒」。

此外，日本CBIT療法協會代表木田哲郎博士表示：「抽動症患者對身體突然出現的刺癢感接受度較低，因而會隨著這種刺癢感做出相應的動作。對他們來說，這是一種高度適應性的運動，可以消除不適感。」

5）若能了解前驅期症狀的機轉，不自主抽搐將成為一種可治癒的疾病

前驅期症狀可以透過PUTS量表進行評估，發病初期不該只是「採觀望態度」，應該馬上檢測是否會出現前兆性衝動，才能及早發現

及早治療。

我個人認為，應視刺痛感、搔癢感等在身體局部頻繁如海浪湧現而來的感覺為治療首要目標。然而，由於致病機轉尚不清楚，治療須要考慮多巴胺和血清素神經、整體大腦機能及額葉的運作等，這些功能被認為是相互關連的。一旦能明確理解這些區塊，相信在不遠的未來，不自主的抽搐/妥瑞氏症將成為可以治癒的疾病。

2 非藥物治療法

非藥物治療法包括表5-1所列的方法，讓我們詳細介紹其中的一些治療措施。

1）全面的行為干預治療

這是本章第一小節所描述過且最知名的控制前兆性衝動治療法。

請參見表5-2，美國妥瑞氏症協會（Tourette Association of America）

表5-1
非藥物治療法

1 照顧好自己的睡眠
早睡早起、白天運動
2 全面性行為干預治療（CBIT）
習慣反向訓練、放鬆……等
控制刺癢感
3 咬合板治療
4 鼻呼吸法：深呼吸等
5 針對最嚴重病例的深腦刺激術
（DBS= Deep Brain Stimulation）

所採取的CBIT治療，目的是幫助人們檢測自己的症狀並能培養抑制隨意抽搐的自我控制力。

然而，不自主的抽搐／妥瑞氏症患者有太多的併發症，在多數情況下他們並不適合接受「自我控制」的治療，此外，若無法獲得身邊人的理解支持或彼此不具備堅定的信任關係，也很容易失敗。

例如，父母若以命令方式告訴孩子：「若想治好你的抽搐症就給我進行CBIT治療！」孩子可能會覺得自己莫名受到責備而心生抗拒。家長應正確解釋症狀和治療方法並探詢孩童的意願，擔任患童的神隊友，共同在療程期間齊心協力完成治療。

一般而言，最好能從八歲開始治療，此時患者能夠在一定程度上控制抽動，且身心狀態穩定，但必須留意的是，若沒有可以集中精力治療的環境將很難持續下去。

2）實踐中的木田療法

在本院，我們使用一種稱為「木田療法」之全面的行為干預治療。

開發此療法的木田哲郎博士（日本CBIT療法協會代表理事）本人患

CBIT 的內容要素	內容	目的
習慣反向訓練（HBT）	意識訓練	對妥瑞氏症患者進行意識到抽搐和前兆性衝動的訓練
	拮抗作用訓練	透過預防抽搐發生的動作來抑制抽搐的訓練
	社會性支援	鼓勵父母和家屬使用習慣反向訓練來抑制抽搐
機能性的對應措施	機能性評估	每天監控抽搐的惡化及改善情況，縮小受影響的環境條件範圍
	機能性干預措施	鼓勵患者改變會促使抽搐更加嚴重的日常習慣
鬆弛療法	透過放鬆肌肉和腹式呼吸來舒緩減壓	放鬆可以幫助減輕壓力、緊張和焦慮，並消除導致抽搐惡化的因素

表5-2　全面性行為干預治療（Comprehensive Behavioral Intervention for Tics：CBIT）

有不自主的抽搐/妥瑞氏症，並根據自己的經驗設計了此一治療方法*。

首先為大家簡單介紹木田療法，它主要是藉由拮抗作用和呼吸法來對抗抽搐的前兆性衝動（想做〇〇的衝動）以改善抽搐症狀。據木田博士解釋：「抽搐是一種透過動作和聲音來緩解刺癢感的錯誤學習，而CBIT旨在改變大腦認知，也就是當患者感到刺癢，刺癢感其實不會隨著抽動而消失。CBIT可以糾正錯誤的行為。」

當患者感受到前兆性衝動，請按照〇～十的十一個等級來量化其主觀不適指數（SUDs）。從感覺到前兆性衝動的那一刻起，必須持續進行對抗反應行為，同時深呼吸，直到前兆性衝動消失為止。

例如，當出現想要拍手的前兆性衝動，可以用力握緊拳頭並持續深呼吸，直至衝動消失。經歷過這種訓練的人說，當他們握拳施力並專注呼吸二十～三十秒，想抽搐的衝動就會減少，刺癢感也會消失。在八次療程中，患者會反覆體驗前兆性衝動「湧現後消失、再度湧現後再度消失」的感覺，實際經歷衝動的消退。

木田療法的另一個特點是強調深呼吸的重要性。在衝動消失之前，引導患者進行五十～一百次或甚至更多量的深呼吸，讓他們體驗隨著呼

*請參閱第一一九頁。

吸而逐漸減弱的衝動跡象。持續著深呼吸的過程通常會很想睡，彷彿處在催眠狀態中一般。療程結束後，我們頻頻收到了如「非常睏、很舒服」之類的反饋。

木田療法一般會包括八次療程，每次五十分鐘、每週治療一次，共持續兩個月。同時會教導患者於下一次治療前自行練習，並協助患者意識到可以透過自身努力治癒疾病。在實際的治療過程中，我會走近病人身旁並鼓勵他們說：「現在你已經擺脫了前兆性的衝動，但還是能感受到對吧？請繼續保持深呼吸，我知道這不好受，但請再加油一下。」接著等待病人的衝動消退。

我在前言中寫道，有很多狀況只有患者本身才能理解，任何人都很難體會這種刺癢感，但木田博士根據自己治療不自主抽搐/妥瑞氏症的經驗，提供了可以在療程期間立即進行的準確拮抗反應（運動）的指導。

例如，對於聲語型抽動，他會指示患者做出「用嘴巴吸氣並用鼻子呼氣」的拮抗反應；當出現雙肩向前的動作型抽動，則請患者「伸展背部」；對於涉及身體往後倒的動作型，患者會被引導做出諸如「將雙手放在面前牆壁上」之類的動作來抑止抽動。透過重複這些拮抗反應可以克制抽動意向。

為了進一步加深大家的理解，下列即為木田博士親自為這本書寫的一篇專文。

◇◇

患有不自主抽搐的我，致患有相同病症的你

一般社團法人日本CBIT療法協會代表理事　木田哲郎

我透過美國妥瑞氏症協會接受了北美及其他英語系國家首選的CBIT治療培訓，並獲得了CBIT治療者資格認證，多年來一直在日本進行線上CBIT講座。感謝瀨川兒童神經醫學紀念診所星野醫師的厚意，我們每月都會於醫院進行一次實體會議。

我患有妥瑞氏症已經五十多年，在這封信中，我將從身為妥瑞氏症患者和CBIT治療者的角度，針對不自主的抽搐和CBIT木田

療法進行簡要解說。

不自主的抽搐到底是什麼樣的疾病？

無論在醫學界和大眾的認知裡，抽搐都被理解為不自主（自行）發生的動作，人們認為這本身就是一種症狀。

從當事人的角度來看，無論抽搐是動作型還是聲語型，都是要消除抽動之前產生的衝動（也稱為前兆性衝動，以下簡稱為衝動）而在半意識狀態下進行的行為。首先應該強調的是，抽搐動作和發聲均是患者自身為了回應某種需求而設計或發現的（暫時）解決方案，它本身並非原先就具有的症狀。

抽搐之前產生的衝動可以用多種方式來表達，例如刺癢感、有異狀、不快感或不完整感，總之是一種發生在身體某處的不愉快感覺。

即使未患有妥瑞氏症的人也一定或多或少有過這種感受，正因為如此，每個人都會如同「人多少都有些癖性」這句俗語所言，藉由個人特有的習性來緩解身體某處出現的不適感。

對患有妥瑞氏症的人來說，由於我們體內的感測器在處理這些衝動、不適及刺癢感時的敏感度非常高，以致於無法像敏感度較低的人們一樣忽視它。就是無法忽略它、覺得很不舒服、刺癢煩得人受不了才實在是不得不發出聲響，如果你能理解不自主的抽搐是為了緩解這些衝動，才致使我們半自覺、半無意識地產生即使只有片刻能讓自己感到舒暢的行為，這對於進一步全面性地了解不自主的抽搐、妥瑞氏症和CBIT會更得心應手。

當你因感冒而流鼻水，會不加思索地吸鼻子，喉嚨痛時也會想要清一下喉嚨。即使未患有抽搐症的人哪怕只能換得一瞬間的舒服，也經常透過這些行為來緩解鼻子和喉嚨的不適。

吸鼻子和清喉嚨是抽動的常見症狀。即使沒有感冒流鼻涕，卻仍不斷持續這些動作，其實這同樣被視為是抽搐。我們之所以不停這麼做，是因為大腦會把消除不協調感後的舒緩當作「好事」來學習。

抽搐的負循環

不自主的抽搐是妥瑞氏症患者為了緩解衝動並讓自己感到舒服而半意識地產生的行為。那為什麼會不斷出現不自主抽搐呢？已經舒緩一次還不夠嗎？為什麼停不下來？

這是因為「舒暢」是大腦最喜歡的「美妙感覺」。為了產生舒暢感，我們需要一種衝動和一種不適感。結果，大腦會因想要再次體驗，而重新產生本應消失的衝動和不適。

衝動發生↓出現抽搐動作↓令人舒服的快感↓衝動再次產生

這種無止盡的循環被稱為「抽搐的負循環」（美國妥瑞氏症協會）。

此種負循環抽動次數越多，越容易形成干擾他人並令人感到棘手的行為，換句話說，也就是「成癮」這個詞所表示的沉溺狀態。

第一要務是減少衝動

產生的抽搐越多，越容易接二連三地連鎖發生，但若能以適當的方式阻止抽搐出現，大腦將持續處於一種無法感到舒爽的狀態，就能停止衝動再現。

ＣＢＩＴ即利用了這項原理，其核心技巧就是「習慣反向訓練」。

在我實行的「CBIT木田療法」中，為了加快透過「習慣反向訓練」減少衝動的過程，我們會在療程中與患者交談並運用各種呼吸技巧和催眠療法。

有機會我將再詳細解釋如何實施「CBIT木田療法」，但簡單地說就是運用「拮抗作用」。它涉及緩慢而深長的呼吸，同時結合肌肉運動與呼吸技巧（例如出現「喊叫」症狀時，請患者「從嘴巴吸氣並從鼻子呼氣」）以防止產生抽搐，我們會不時量化衝動的強度，並幫助患者在治療最後階段能達成衝動完全消退的結果。

妥瑞氏症的孩子們從未有過克制自己不讓抽動發生、量化自己衝動強度的經歷，起初他們會感到困惑惱人，但漸漸地就會體驗到衝動減少的歷程，並學習到抽搐和衝動都是可以控制的。

如此一來，患有妥瑞氏症的孩子就會被迫正視以自己及家人從未採取過的方式來處理抽搐症狀，並再次意識到自己才是自己身體的掌控者。

ＣＢＩＴ木田療法的適宜年齡

根據我的經驗，小四、小五、小六這三年是實施ＣＢＩＴ最關鍵的時期。

ＣＢＩＴ有重寫大腦迴路的深層用意，因此在大腦可塑性高的階段更容易出現成果（標準療程是八堂，其中會另安排每月一次，共三次稱為持續關注或改善增強的療程，總計為十一堂的常規治療方案。在多數情況下，於第四次或第五次左右的療程就會大有起色，通常進行八次療程就能康復如常了）。

另一方面，隨著年齡增長，雖然我們的大腦變得不那麼靈活，但動力反而會更高漲，所以透過意志力仍然可以取得顯著成果。此治療法的適用上限是二十～二十五歲左右。

令人惋惜的是，當你像我一樣已經有點年歲，ＣＢＩＴ幾乎無法發揮太大效用。一般來說，小學低年級、幼兒園、托兒所的孩子，他們的理解力和積極性都較低，非屬最佳治療期，但從大腦活性而言，實際上反而是最適宜的階段，此外，對於能完整理解ＣＢＩＴ重要性的孩子來說，可能僅透過單次療程就能幫助他們的抽動消失。

有鑑於此，應盡快向困擾於不自主抽搐的孩子和家長們解釋「為什麼會出現抽動症狀？」並讓他們清楚知道「自己才是自己的掌控者」，了解可以早日告別抽動症狀並恢復健康的方法。

病例9 CBIT的成功範例

G小朋友從三歲時開始出現搓手指等抽動症狀，八歲左右則會重複眨眼、轉動兩肩等行為，當時的醫生開了五毫克阿立哌唑讓他服用。患者初次到本院就診時是小學中年級（YGTS-J四十二分），他因為身體常出現劇烈動作及尖叫的聲語型抽動變得非常嚴重，導致無法練習鋼琴、課業中斷。學校若有例行性活動就會全身激烈顫抖和恐慌。因睡眠品質不佳，我們開立的處方籤包括利培酮、氟伏沙明和氯氮平（Clozapine），情況有所改善且在他升上高年級後，就開始了木田療法。

在第一次療程後，抽動減少一半，第三次療程後已然康復。患者開心與我們分享：「一開始，他們告訴我手腳要用力，同時數到十。隨著病情漸漸好轉，我也學會了該怎麼做的方法，現在都痊癒了。」

開始木田療法一年後，我只開立鐵劑和抗過敏藥物，並讓他再接受YGTSS-J測驗，評分為四，幾乎不再出現抽動症狀。

3）鼻呼吸法

抽搐會導致精神高度緊張，當身體因抽動運動過度，持續遭受憤怒發作、焦慮、睡眠不佳等困擾，交感神經系統自然就會處於過度緊繃的狀態。當交感神經系統過度活化，會對內臟功能，特別是呼吸、循環和消化系統產生負面影響。治療抽搐時，呼吸技巧非常重要，甚至有一篇日本論文發表了門診鼻呼吸法的功效性。

最近，鼻呼吸法的效用已在各個領域中提出相關研究報告。透過鼻呼吸能減緩交感神經系統的緊張並活化副交感神經系統，從而讓心跳和血壓處於平穩狀態。即使是幼兒也可以學習鼻呼吸技巧。請父母找個時間與患者一起嘗試（圖5-2）。

4）感覺技巧/運動技巧

某些不自主運動可以透過用手觸摸運動的部位或透過拮抗作用（運動）來恢復正常，這種方法稱為感覺技巧和運動技巧。例如，當孩子的搖頭抽動發作，「只要在脖子圍上領巾，抽搐就能消失」，患者卻無意

1 閉緊嘴巴
2 用鼻子緩慢呼吸
　吸氣 5 秒（3 秒也可以）
　維持 2 秒
　緩慢吐氣 10 秒（時間較短也可以）
3 持續 2 分鐘
4 每天共要進行 3 次喔！

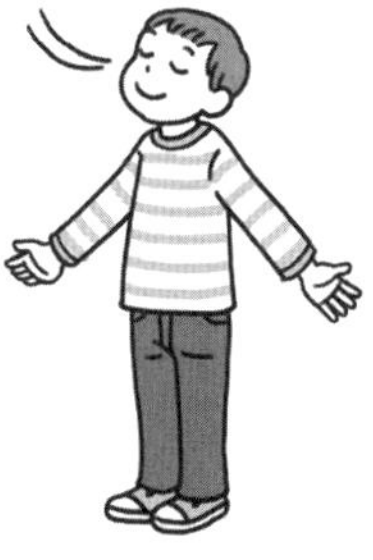

圖5-2
鼻呼吸法

開道貴信等人，《臨床神經科學雜誌》（J暫譯。*ournal of Clinical Neuroscience*）77期，2020，P67-74。作者修改

識地掌握了這樣的感覺技巧和運動技巧。

電影《睡人》*（*Awakenings*）是根據真實故事改編且劇情十分感人肺腑。講述了一位醫生（羅賓．威廉斯飾）與不治之症纏鬥，並奇蹟地讓一位昏迷了三十年的病人（勞勃．狄尼洛飾）康復的故事。在這部電影中有一幕場景是一位平時行動不便的高齡女性患者接住一顆球後再扔了出去。在本院門診，我們也發現雙手嚴重彎曲且無法自我控制的肌張力不全症患者們能夠流暢地投球、靈活地操作智慧型手機。

另外，即使患有抽搐症，有些具有嚴重動作型抽搐的外科醫生不僅於手術過程中不會發作，還能熟練完成手術，或有聲語型抽動的孩子非常擅長歌唱，抽動實際上是可以透過某種類型的運動或感官刺激來減少或消除的。

5）咬合板（Splint）治療

近年來相關研究指出，配戴牙齒矯正器有助於減少抽搐。此治療方式稱為「咬合板治療」，美國於二〇〇九年開始運用。

二〇一九年，大阪大學齒學研究所的村上旬平、橘吉壽等人在海外

*《睡人》是於一九九〇年上映的美國電影。

著名期刊發表了相關論文。首個研究病例以十六名男性和六名女性為觀察對象，診療時的年齡為七～二十七歲（平均為十七．二歲），論文內容主要介紹臼齒咬合高徑一．五～四．五公厘、配戴時間四～十二小時的臨床結果。

研究期間，預先準備數枚木製壓舌板*（形狀像冰棒棍的用具），測量下顎的開合情況並製作牙齒矯正器（塑膠製的咬合板），除了睡覺時間，請患者於吃飯、喝水、刷牙時都盡可能配戴著。

結果顯示，「抽動症狀自我報告量表」（The Tic Symptom Self Report，TSSR）曲線大幅下降（圖5-3、5-4）。二十二名患者中有超過七成以上的聲語型和動作型抽動均有減少，且減少率是一致的。即使經過一百天，效果仍長久持續，也未觀察到因配戴而產生的副作用（顳顎關節疼痛、口腔潰瘍等）。

牙齒矯正器發揮作用的機制是指在配戴時會產生持續咀嚼的感覺（咬合感）並根據該刺激來緩解症狀，這稱之為「感覺技巧」，同時以物理性方式讓聲音難以發出，另也推測拮抗作用於其中有產生影響。

神戶大學解剖學研究人員發表的報告指出，咀嚼引起的臉頰肌肉緊

*壓舌板：檢查口腔和喉嚨時用來壓住舌頭的工具。

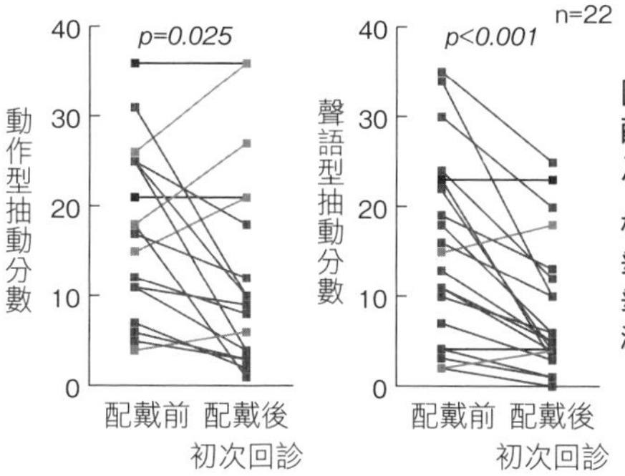

圖5-3
配戴牙齒矯正器後的動作型及聲語型抽動的評量變化

村上旬平「〈咬合與全身的關係〉妥瑞氏症與咬合板治療：針對妥瑞氏症配戴牙齒矯正器的抽動減少效果」（解說），改編自《小兒牙醫診所》27（9）pp6-14（2022）

張會成為傳輸到大腦也就是從丘腦（Thalamus）到腦島皮質（Insular Cortex）的訊號。另有研究顯示，妥瑞氏症起因於腦島皮質神經過度興奮，因此相關人員認為，「持續咬合」的拮抗作用能抑制腦島皮質神經過於亢奮的狀態。建議每天佩戴時間不超過八小時（不包括吃飯、喝水、刷牙和睡覺期間），但由於它沒有醫療副作用，因此是未來備受期待的一種治療方法。考慮到顳顎關節的發育，目前我們正在針對十四歲以上青少年進行臨床研究。

6）何謂深腦刺激術（Deep Brain Stimulation，簡稱DBS）

病患若為高中生以上年齡，屬症狀嚴重、併發症多，服用多種藥物仍不見起色的重度病例，可以考慮進行深腦刺激術。此療法是透過手術將電極植入位於大腦深處的丘腦內側中心——旁束核（Parafascicular Nucleus，PF。圖5-5），並持續施加微弱的電刺激，從而抑制抽搐發作。電流由佩戴在胸前的電池提供，必須定期檢查含電量。

DBS本身被廣泛運用於治療巴金森氏症和癲癇等疾病，但目標治療部位不同。

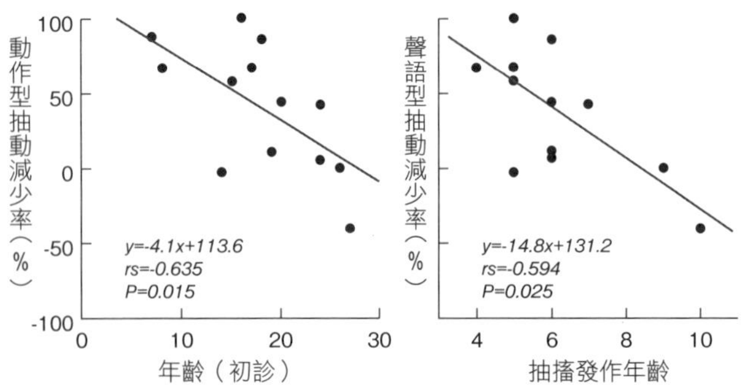

圖5-4
年齡及抽搐發作年齡與咬合板治療與抽動減少之間的相關性

村上旬平「〈咬合與全身的關係〉妥瑞氏症與咬合板治療：針對妥瑞氏症配戴牙齒矯正器的抽動減少效果」（解說）

一九九九年完成首例治療，目前已在歐美醫界普及。然而，DBS並非完全治療法，即使進行手術也無法保證能夠根治。部分症狀改善到一定程度後會合併使用CBIT，也有須另使用認知行為療法來治療強迫症的案例。

青春期患者的抽動症狀非常嚴重，進行手術須要相當多的道德考量和討論，此一時期的身體和精神面皆會發生強烈變化，症狀可能會出現波動，甚至暫時性地嚴重惡化。然而，根據身心的變化起伏，症狀會再趨於穩定，所以不建議單因症狀嚴重就立即進行手術。

丘腦的中央層是運動感覺功能統合的部位，我推測這個區域若出現異常，恐怕就會顯現抽搐症狀。此處是刺癢感覺的輸入和引發動作的運動輸出緊密相連的地方，也是最初出現抽搐之處，在逐漸惡化的過程中，我懷疑大腦基底核—丘腦—大腦皮質迴路也可能同時併發異常（圖5-6）。

內側中心——旁束核的功能

- 在靈長類動物中作為發育、感覺和運動系統之間的接觸點，並參與對感覺輸入和行為選擇的反應。
- 來自網狀結構（Reticular Formation）、藍斑核（Locus Coeruleus）、小腦、黑質（Substantia Nigra）、上丘（Superior Colliculus）和基底核的輸入
- 旁束核與中央正中核（Centromedian nucleus，CM）協作，其指令投射到運動系統的區域，如前扣帶皮質、大腦基底核、前運動皮質（Premotor Cortex）和下橄欖核（Inferior Olivary Nucleus），也投射至脊髓丘腦徑（Spinothalamic Tract）和三叉神經核（Trigeminal Nucleus）
- 紋狀體會有密集投射，從中央正中核投射到殼核（Putamen），從旁束核投射到吻側（Rostral）殼核和尾核。

圖5-5
內側中心——旁束核的功能

《疼痛與鎮痛的基礎知識》（暫譯。痛みと鎮痛の基礎知識），小山NATSU 著
《神經解剖學》（暫譯。神経解剖学），岩堀修明 著

病例10 接受DBS手術的J先生

以下要來介紹在本院接受治療但於另一家醫院進行手術的J先生（四十二歲）。

J先生於五歲時發病，十二歲時至本院就診。他患有嚴重的聲語型抽搐，常不自主去咬嘴巴內部、說出一些不雅字句、搖頭晃腦、雙腿不正常彎曲且併發有強迫症。

上大學時，時常感到極度虛弱和疲倦，並且因抽動症狀而無法順利找到工作，更曾經有一段時期，在強迫症和社交恐懼揮之不去的陰影下停止來院治療，一直到二十四歲後才又再度回到本院看診。後來，他受僱於某家工廠，但因將手指插入眼睛的嚴重自殘行為造成單眼失明，雖仍持續照常工作，也努力避免自殘行為惡化，但症狀改善明顯不如預期。

在這種情況下，因他還保留著二十歲時的病歷，於是我協助其填具申請表，並於三十五歲時開始領取身心障礙補助。直到補

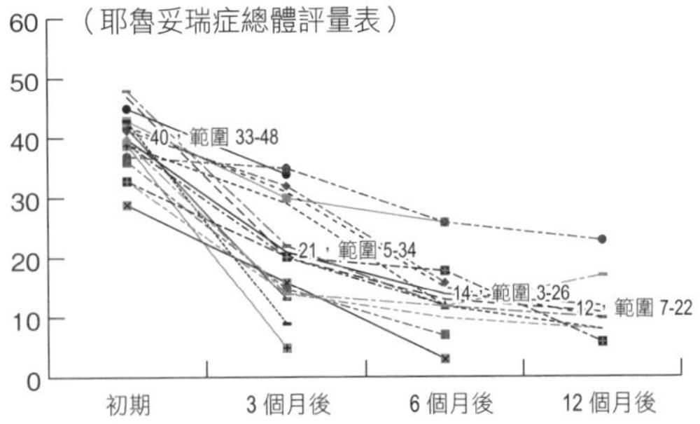

* 賽爾維洛（Servello, D.），《神經病學、神經外科和精神病學》雜誌（暫譯。*Journal of Neurology, Neurosurgery and Psychiatry*），2007

圖5-6
DBS治療後抽搐嚴重程度的變化

2016年妥瑞氏症協會研究小組
摘錄自開道貴信教授的資料

助累積至一定金額，決定前往另一家綜合醫院接受診療並考慮進行DBS治療，最後手術順利完成，經過十四天的住院療養後出院。此後，他會每月回診一次進行電流調整（圖5-7），本院也依據其術後狀況重新開立用藥。

手術三年後，J先生的症狀幾乎完全消失並穩定地減少服藥量。目前於某公司擔任行政職員，出勤狀況正常。

每次回診時，他都會問候我並報告近況：「星野醫生，你最近都好嗎？」「我現在的工作都會用到Excel喔」對話溫馨日常。J先生更把他認識的一名孩子介紹給我：「醫生，這位是我的小小朋友，請多多指教唷～」

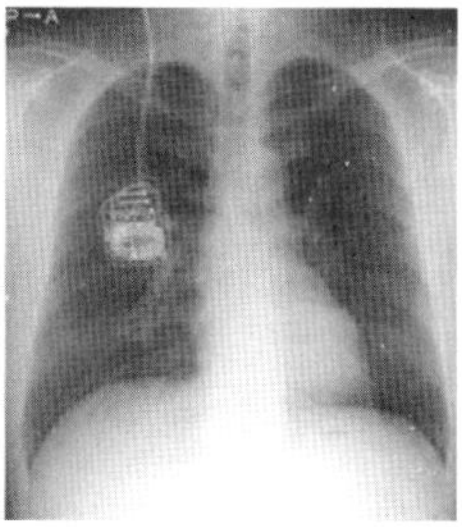
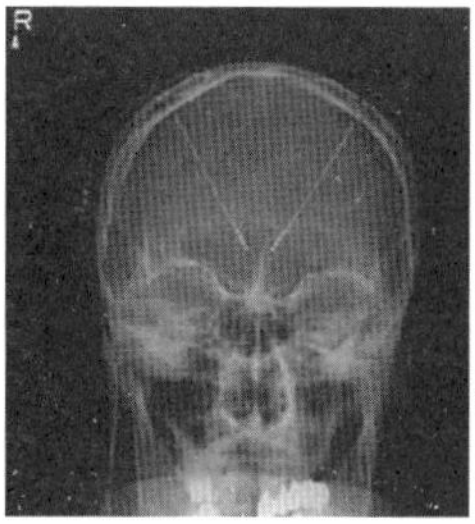
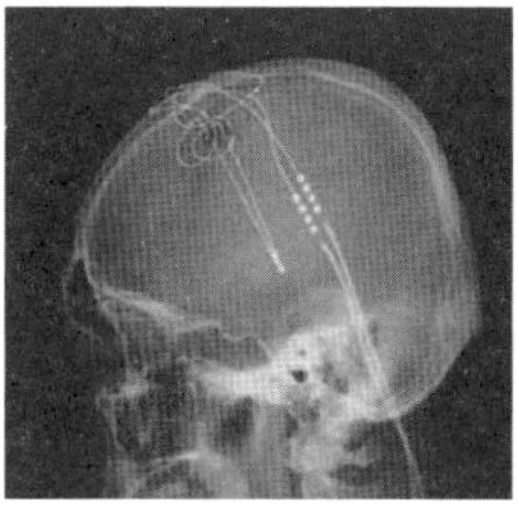

圖5-7　J先生的丘腦中央正中核進行深部腦刺激手術

3 線上醫療的必要性

由於瀨川氏症、妥瑞氏症、雷特氏症（Rett Syndrome）*等難治神經系統疾病患者來自全國各地，本院於二〇一七年引進了線上醫療，幫助遠方患者能持續就醫，現已成為日常診療中不可或缺的醫療手段之一。

在新冠肺炎感染擴大之前的二〇一七年，只有少數診所引進線上診療系統。像我們這樣以持續治療難治之病為重點項目的診所並不多見，在疫情蔓延開來後，政府大力鼓勵線上醫療，現在我們每個月會為大約兩百名患者提供遠距看診服務。

二〇二〇年，我們對本院線上醫療的實際參與情況進行了調查，了解到一七八名患者中有六十六名（占三十七％）患有妥瑞氏症及抽搐症。現在，我們不僅能夠遠距治療患者，還能夠治療抽搐症狀嚴重、無法親自來院的患者。因為當孩子抽動症狀嚴重，常無法搭乘大眾運輸工具，只能開車來醫院，時常造成家長沉重負擔，藉由視訊診療能幫助重

***雷特氏症：**一種由基因突變引起的疾病。其特徵是智力、語言和運動技能遲緩，以及會不斷出現搓手、拍手、把手伸進嘴巴等重複動作。

症患者居家看診，這也是讓醫療專業人員感到非常欣慰的好處。

二〇二〇年七月，我們透過「全國難病兒童支援網」此一法人團體向日本妥瑞氏症協會詢問了他們對於進行線上醫療系統的期望：

「由於妥瑞氏症發作時（聲語型／動作型抽搐等不自主運動），容易遭受他人投射異樣眼光，而且劇烈的不自主運動也會帶給周圍的人困擾等，導致有些人乘坐大眾運輸十分不便。現實狀況是有人只好選擇放棄看診，因此我們期盼盡快建立線上醫療系統以減輕患者負擔。」

我十分贊同，也非常期待抽搐症與妥瑞氏症患者能夠全面受益於線上醫療服務。

下列則為在本院接受治療的孩童家長提供他們利用遠距醫療的感想：

「每次回診總須要長途跋涉，對我來說非常不便，所以我真的很感激遠距醫療系統。通話時，智慧型手機上的影像很清晰，可以透過視訊與醫師面對面時，我真的很安心。我想全國還有許多人患有類似症狀，且會為了已服藥卻遲遲未好轉而感到不知所措，線上看診系統確實提供了我們許多幫助，我希望這些人都能有機會認識瀨川診所的醫師，並獲知遠距醫療服務的好處。有些人因不能自主控制身體而無法出門就醫，若能有更多醫院採用線上診察就太好了。今後也請醫師多多指教。」

第六章 希望家庭、學校採取的應對措施

1 基本措施

我常在每天的門診中看到家長擔心孩子的症狀，期盼孩子早日康復。在家庭和學校內遇有不自主的抽搐／妥瑞氏症患者時，該如何應對是一件耗費心力的工作。

我曾經做過一個以傾聽家長心聲為主的調查，問卷上寫滿了各式各樣的狀況，這讓我意識到，患有此病症對周圍人產生的影響是多麼複雜（表6-1）。

因此，為了讓家長和患者本人能夠安心，我都會於門診不厭其煩地解釋表6-2的內容。

接下來的章節將會列出在家裡和學校應該採取的應對措施。

- 不自主抽搐會導致發展障礙嗎？
- 伸手或觸摸某人也屬於抽搐症狀嗎？
- 抽搐症是因為承受來自父母的壓力而產生的嗎？
- 我擔心不同形式的抽搐症狀會日益增加。
- （身為父母）無能為力的挫敗感是很難受的。
- 不知道症狀要達到什麼程度才算是抽搐（又蹦又跳之類的）。
- 我想知道發生抽搐時該如何應對。
- 抽搐容易發作的孩子是否會更輕易地受到環境變化的影響？
- 請告訴我學校可以採取何種應對措施。
- 家人（妹妹）很容易發怒，我無法忍受。
- 我想了解更多有關藥物和治療的資訊。

表6-1
家長們的不安

1）居家時症狀更嚴重

首先，在家和在學校的症狀會不同。一般來說，在學校不會出現嚴重的症狀，當你詢問老師，他們通常表示「不覺得有造成困擾」或「雖發出些聲音但我不介意」，然而，其實是許多孩子找到了方法來控制自己的衝動和行為。我曾在門診聽過孩子這麼說：「我不想在學校表現出任何症狀，導致我很緊張也很痛苦。」

有的孩子會從離家二十公尺遠左右的地方邊跑進屋裡邊發出「啊啊！」的喊叫；有些孩子則一回到家就「哇——」地尖叫。在家中，症狀並沒有被抑制，家長經常抱怨孩子「在家時的狀況很糟」。

雖然有時可以透過個人意志制止抽動發作，但此病屬於大腦的功能障礙，須要採取適當的應對和治療。家長可能會覺得「自己的耐性已經到了極限」，但對患者本身來說也很辛苦，所以請留意盡量避免做出「不恰當的反應」。

家有抽搐症兒童的父母處境非常艱困，當他們帶著孩子外出，常會因奇怪的聲音和動作而被投以異樣眼光，雖感到很無奈，卻無法向孩子

- 抽搐是不自主運動的一種，主要和體質有關，非因父母責罵而造成。
- 會有這些行為不是故意的，因此當孩子出現症狀，請不要責罵他。
- 患者因出現自己無法控制的症狀而感到焦慮。
- 家人的理解非常重要。
- 症狀可能會出現或消失，但隨著孩子成長，通常會自發性改善（簡單抽動且未有併發症）。
- 請培養早睡早起的習慣，光是這麼做就有很大機率可以康復。
- 注意不要長時間接觸包括線上遊戲在內的各式媒體。

表6-2 門診治療的具體建議

訴說自己的感受。另一方面，每當孩子被父母責罵，就越希望「停止抽動」，導致他們越感焦慮和緊張，交感神經系統就越不穩定，動作型和聲語型抽動也隨之每況愈下，整個狀況陷入惡性循環。

我的病患中有一位八歲的男孩，只會在父親面前尖叫。事實上，這位爸爸會在孩子每次發出聲音時捏他，所以只要爸爸一接近，這位小男孩的緊張感就會來到最高點，接著，他就會用力哇哇大喊。

此外，部分家長也會出現抽搐症狀、強迫症、焦慮症狀等，所以也須要給予父母情感上的關懷。

您可能會想：「醫生又不和我們同住，怎麼會知道家人的感受？」這我無法否認，但在治療兒童的過程中，我經常發現父母對抽動的負面反應會使患童感到焦慮，反過來又促使他們的症狀惡化。因此為了治療，請務必避免「不恰當的互動方式」並營造一個讓患者希望康復的環境，例如，除了藥物治療，還可以嘗試深呼吸、CBIT和正念等各種方法，即使僅能一點一滴慢慢累積，仍要培養「我們可以一起變得更好」的感覺。

若內心有任何疑慮，請連絡醫療機構諮詢。症狀通常會起起伏伏，

不適當的應對	請這麼做
打、捏、出現嫌棄的表情	若無其事地忽略
「給我停止」「吵死了」「走開」等制止孩子的反應	「聲音請小一點喔」「可以回自己的房間嗎？」等，說一些柔性話語勸導患者別這麼做

並可能在一段時間後有所改善，目前也有多元的治療方法，例如在家中進行深呼吸練習，建議與患者一起嘗試，幫助他們度過難關。

2）處理不自主抽搐以外的併發症

抽動症狀受併發症的影響很大，因此治療的一大重點建議不要僅著眼於抽動症狀。當患有ＡＤＨＤ、焦慮症或強迫症等合併症，更須小心這些疾病帶來的交互影響。

強迫症和焦慮症可以在父母的支持下獲得改善。當孩子陷入「廁所好恐怖、地震好嚇人或好害怕小偷出現」多疑狀態，請回答說：「別擔心、不要害怕，那些事都不會發生喔。」

2 日常生活中的重要事項

在治療方面，有三件事對我來說很重要。

①表揚孩子

②早睡早起、吃早餐

③限制上網及遊戲時間

1）請讚美孩子！

有時會聽到家長反應：「我從來沒有稱讚過我的孩子」「哪有需要表揚的事」，或者「我該表揚孩子哪一點呢？」我知道撫養一名患有抽搐症的孩子很讓人身心俱疲，但請務必思考一下讚美在教養孩子時的重要性。

患有抽動症的兒童往往精力充沛，各方面都很努力，稱讚孩子意味著認可他們，因此可以幫助孩子發揮優點並穩定情緒。若希望病情能有進展，請試著積極表揚孩子們。

部分家長擔心「表揚孩子會讓他們開始得意忘形」，就我個人而言，我認為「即使變得驕傲自滿也很好呀～」。當越正向鼓勵孩子，他們的大腦神經就會變得更加活躍並出現正增強，往更好的方向前進。我認為透過不斷責罵孩子來削弱孩子的「積極性」並不是一個好主意。

◆建議　星野風格的讚美法

孩子：「我考了一百分！」

星野：「好棒呀，太厲害了！」（同時鼓掌）

孩子：「今天上課時我有舉手回答問題！」

星野：「哇，好厲害，你很積極唷！」

孩子：「這是我畫的媽媽！」

星野：「哇，畫得真好呢～」

孩子：「今天我敢放開雙手騎腳踏車了！」（突然無厘頭的對話）

星野：「哇，太棒了！但是小心別受傷喔。」（我的真實感受是驚嚇地倒抽一口氣，但我沒有說出來）

孩子：「我已經開始寫作業了。」（只寫了五分鐘）

星野：「開始寫了呀！已經寫五分鐘啦，ＯＫ！讓我們休息一下再繼續吧！」

◆即使沒有什麼值得讚揚的事也可以說的話

「今天的襯衫很適合你～」（稱讚孩子的穿著）

「要在這麼寒冷（或炎熱）的天氣出門上學很厲害呢！」

「你今天狀況似乎很不錯喔」（拒學的孩子狀態看起來比之前好一點時）

「今天的抽動次數減少了呢！真是一件好事」（抽動次數減少時）

2）早睡、早起、吃早餐——調整睡眠節奏

睡眠能促進生長並保護大腦、思想和身體的發育。身為兒科醫生，二十多年來我一直致力於提升人們對兒童睡眠的認識。

無論幼兒園或小學生，我們常會提醒「應於晚上九點就寢」。然而，現在的孩子們有太多事情要做，常忙碌於上補習班和學習，睡眠的優先順序一直被往後推，加上兒童的日常生活常受到成人的影響，因此

前提是須先讓家長了解「睡眠的重要性」，若父母缺乏這方面的意識，連帶孩子也會很容易忽視。

目標建議訂於晚上九點就寢，即使是國中生也應嚴守於十點前熄燈睡覺的作息。

①先決定上床睡覺時間，再反推來規劃睡前的行動

為了養成早睡的習慣，推算睡前須要花多少時間以及應如何安排自己的生活非常重要。

若預計要於晚上九點睡覺，家長和孩子應該一起思考放學回家後的例行活動完成順序和時間，其中，晚餐和洗澡時間不應簡略，也要意識到想在一天之內做完所有想做的事難度很高，因此安排該做和不該做的日程表對於落實孩子早睡計畫會很有幫助。這當然也都適用於成年人。

如今，我們生活在非常忙碌的時代，每天都不得閒，然而，人的能力是有限的，建議重新思考安排家人們的共同生活步調。

②睡眠問題是家庭問題，而非個人問題

孩子第一次就診時，我們必定會詢問他自出生以來的「睡眠節律發展」。從嬰兒期就習慣晚睡的孩子，長大後也會常常熬夜。如果追蹤該名孩童的睡眠發展，可能會發現「未及時培養孩子早睡早起的習慣」是形成晚睡的因素之一。也就是說，睡眠不足並非源於體質，而是與家庭環境和生活方式有關。

聽到許多家長說：「我家孩子晚上都不想睡。」時，我會反問家中有小一、小二學生的家長：「不是他們不睡覺，而是爸媽不讓他們去睡覺。你是否有將睡眠問題視為整個家庭的問題呢？」

針對三、四年級以上的孩子，建議與他們談論、讓他們理解睡眠的重要性。現在日本各小學都在推行「早睡、早起、吃早餐」活動，孩子們都隱約意識到「對身體好的事就是重要的事」。在責怪患者之前，必須先改變整個家庭的生活方式。

③活用睡眠圖表

在本院門診時，患者會被要求填寫睡眠表，可由父母或孩子自己填

寫。當你認為「必須完整填寫並在下次回診交給醫師」，你就已經意識到其重要性，也表示執行起來會更容易。請見圖6-1，該表為改善睡眠時間的範例。

即使寫的內容不甚合理，我總是會先回應：「謝謝你協助填表。」當就寢時間由晚上十一點提早至十點，我會鼓勵患者：「你好厲害！做到了！」如果再提早一小時至晚上九點，我會說：「為了能更早睡你好努力！」當某患者的睡眠圖表顯示為凌晨一點上床睡覺導致早上爬起不來，我會說：「這麼做對身體不太健康……好吧，我們一起來制定好的睡眠策略吧！」

患者若向醫生提交了晚睡晚起的睡眠表，我認為是其展現了「希望康復、很擔心自己病情」的意圖。相信家長們也有同感，所以我充分認可並讚揚孩子的誠實，必要時再考慮藥物治療。當患者自身意識到「想睡卻睡不著」，那麼睡眠問題就解決了一半。

圖6-2是NHK電視節目《傳聞的家長會》（暫譯。ウワサの保護者会）*中介紹的睡眠圖表。繪製這張睡眠圖表的人現在已經成年且有一分全職工作，孩童時期的他就有確實做到早睡早起。

*由日本教育評論家尾木直樹擔任主持的NHK教育頻道兒童節目（二〇一五年四月～二〇二一年三月）。

圖6-1　經由睡眠指導改善兒童睡眠表

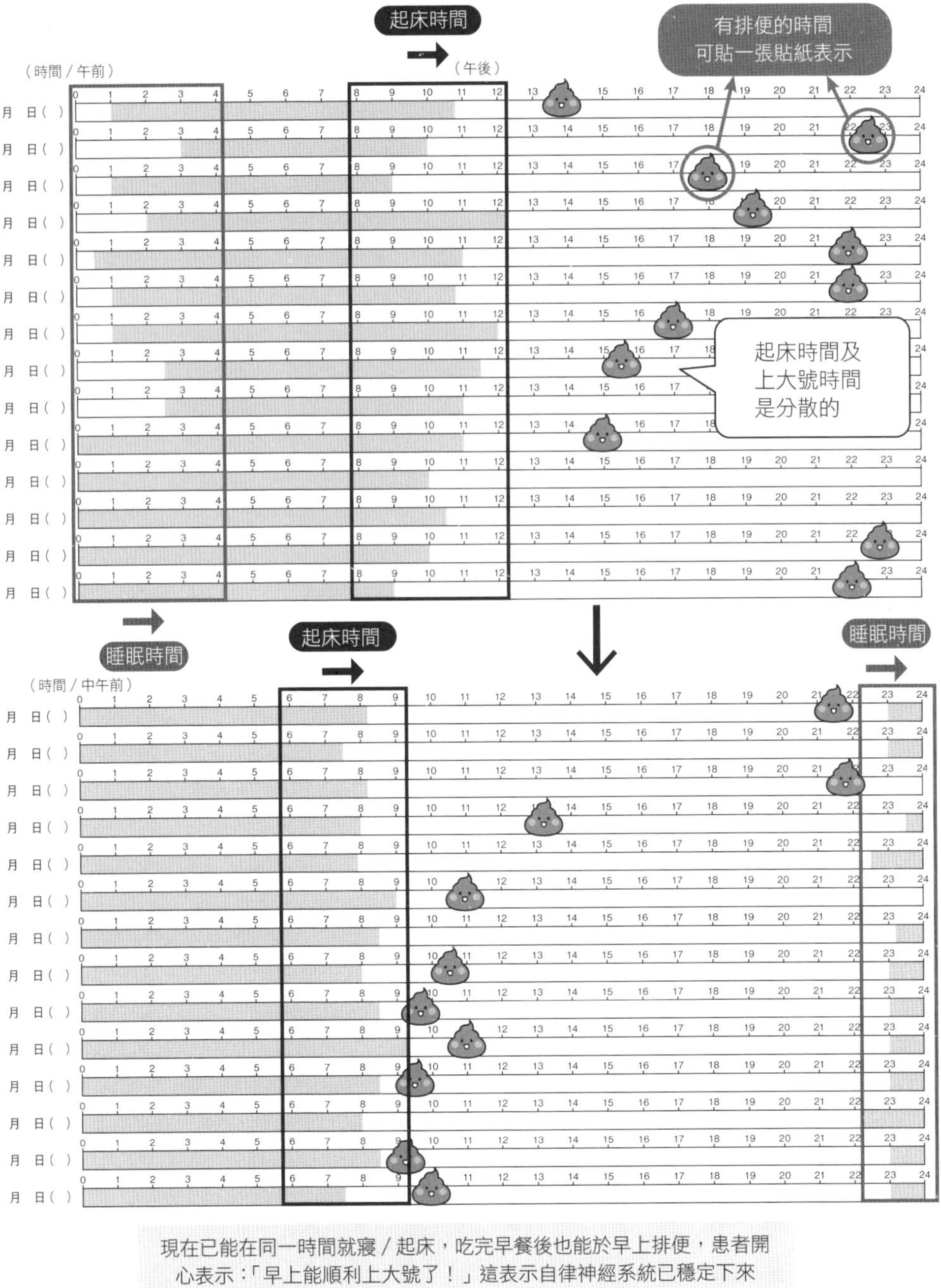

現在已能在同一時間就寢／起床，吃完早餐後也能於早上排便，患者開心表示：「早上能順利上大號了！」這表示自律神經系統已穩定下來

3）限制多媒體和網路遊戲時間

近年來，小兒眨眼和臉部抽搐的動作越來越多，已是不容忽視的具體現象。此外，雖尚未收集到大量資料，但我們已觀察到隨著對網路遊戲的依賴增加，抽搐會更惡化，只有在戒掉遊戲後，症狀才會有明顯的改善。

網路遊戲堪稱是抽搐治療的「最大敵人」。有研究報告指出，遊戲成癮的人，其神經傳導物質多巴胺的分泌出現異常，我推測過度刺激的遊戲可能會刺激多巴胺系統神經，使其過度活化，進而加劇抽動。

但我並非主張「應絕對禁止電玩」，實情是拒絕上學或睡眠節奏被打亂的孩子玩遊戲總是不願遵守「合理時間並挑選適當主題」，尤其是高度刺激和賭博性質的遊戲勢必會引誘青少年上癮。

請見圖6-3，此表為前來本院就診並患有網路遊戲成癮兒童的年齡分布，圖表顯示，從小學五、六年級上癮的人數明顯增加，國中一、二年級達到高峰，他們因沉迷於遊戲以致無法過著正規的日常生活。

首先，父母和孩子共同「決定家庭規則」是很重要的步驟。我們會

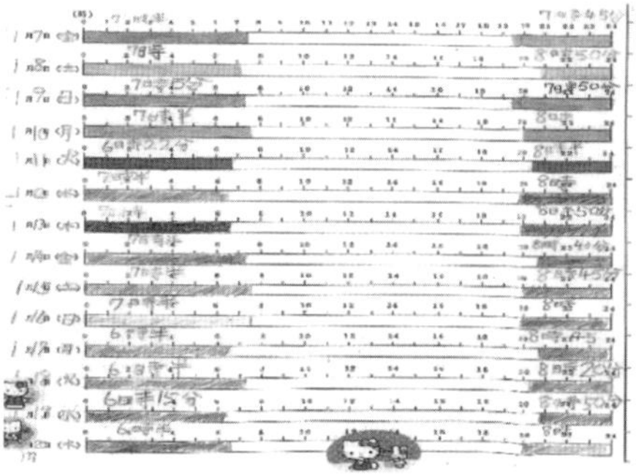

圖6-2
8歲兒童實際睡眠狀況表

提示父母，當發現孩子們無法停止遊戲依賴的失常行為並充滿暴戾之氣，請毫不猶豫地報警。

我常聽到遊戲成癮的孩子表示「沒人要跟我玩、好孤單、好無聊」等。在這種情況下，我會告訴家長：「請找孩子一起玩桌遊、撲克牌等模擬遊戲，也請聽聽孩子分享關於遊戲的大小事。」

當我告訴孩子應限制玩遊戲的時間，他們經常激動反駁：「不可能！」或「我做不到！」但當我嘗試解釋遊戲成癮以及抽動加劇之間的關聯，並傳達將遊戲時間分配給學習、睡眠等的重要性後，彼此想法相互拉扯的同時，患者終究願意接受，也會設法努力克服。不僅青少年，成年人也應該留意避免長時間黏在遊戲或網路影片上。

3 與學校及外部組織的合作

在托兒所和幼兒園階段，抽動症狀較少惡化，因此我們須要關注的是神經發展障礙的症狀、「不合群」和「粗暴對待朋友」等行為。當行

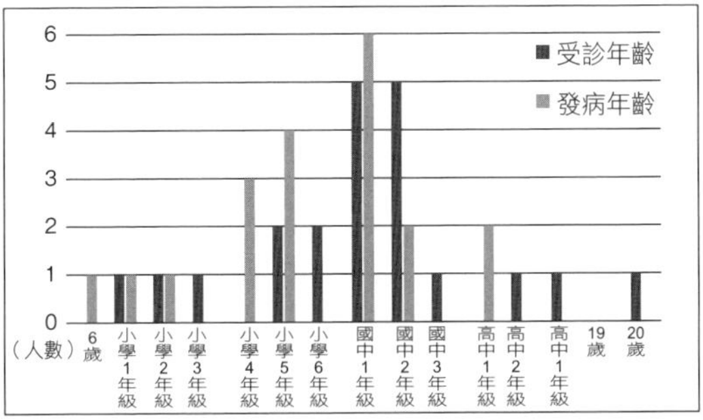

圖6-3
本院患有遊戲障礙的年齡分布
（2020年調查：男生18人，女生3人）
〈2020年推廣孩童早起學術研討會簡報資料〉

為偏差趨於嚴重，抽動症狀往往就會有加劇傾向，因此關注孩子的全面發展並與所有相關人員共同合作是最聰明的做法。

我認為沒有必要小心翼翼地與小學階段患有不自主抽搐／妥瑞氏症的兒童們相處。但若遇到家中孩子好說歹說仍不肯上學或抗拒在人前發表，請勿逼迫孩子，一旦強逼他們去經歷將會導致自尊心受創。要相信即使現在做不到，總有一天終將能達成，因此當抽搐症的孩子願意在學校、補習班或學習上努力，一定要好好稱讚他們。

然而，有時患童們講話會口無遮攔、出現霸凌式的言論和行為，造成學校老師的不理解，在這種情況下，務必請老師清楚說明構成霸凌行為的狀況。另外，我會請家長將我的親筆信交給老師，以利學校理解主治醫生的立場。如遇學校的應對措施不妥，我認為暫時停課是個好主意。請以不會對患者本人造成更多情感傷害的方式來應對*。

*請參閱《不自主抽搐／妥瑞氏症手冊：獲得正確理解與支援》（暫譯チック・トゥレット症ハンドブック—正しい理解と支援のために—）。

4 在校時的關懷照料

我認為，只是輕微眨眼或發出哼哼聲等的症狀，並不須要太擔心，但如果頻繁出現聲語型抽動，則須要採取相應措施，例如借用保健室或單獨的房間讓孩子鎮靜休息。

1）由醫生解釋症狀並請老師向孩子們說明

我會將希望傳達給全班同學了解的內容整理成手寫信並交給老師，如圖6-4。

透過這樣的信件內容，可以向師生們傳遞如下的訊息：主治醫生負責症狀的醫療照護，患者及其父母也一直很認真地配合。另外，也從醫學角度來說明患者的症狀，告訴大家這是一種稱為不自主抽搐／妥瑞氏症的疾病，有治癒的希望，並且提醒「請不要嘲笑或特意強調患者的症狀」以及「當患者行為造成困擾，請和我（主治醫師）聯繫。」

圖6-4　向同班的小朋友講解時的例文

關於○○小朋友的症狀

○年○班的○○小朋友患有妥瑞氏症，即使他並不希望自己出現奇特的動作或發出聲響，但仍無法控制自己手腳抽動或大聲說話的症狀。他目前正在一家專門醫院接受藥物等各種治療。情況正在一點一點的好轉中，但還沒有完全控制。

○○小朋友的肢體動作和大聲說話的症狀與平常的咳嗽、打噴嚏相同，所以有時能憋住、有時卻忍不住。他都不是故意的，所以請盡量假裝沒看到，絕對不要故意指出或模仿。

他有時會大叫或說髒話，這可能會嚇到其他人，但他都會試圖克制，請大家盡可能裝作什麼事都沒發生。

如果您仍然無法置之不理，請告訴您的班導師。班導師會通知校長、家長以及醫生本人。

我也會盡力治療○○小朋友，感謝大家的配合與支持。

日本妥瑞氏症協會理事

瀨川兒童神經醫學紀念診所理事長

星野恭子

由於涉及患者的隱私，因此須要獲得父母或監護人及本人的同意。雖沒有非得告知的必要，但作為能讓患童更順利就學的措施之一，建議與學校、監護人和孩子討論其必要性。

2）霸凌問題

嘲弄、譏諷或霸凌他人的孩子可能不曾意識到自己所造成的傷害，但受害人的創傷常是難以抹滅的，備受打擊的他們甚至會拒絕再去上學。「不攻擊疾病或症狀」「不嫌惡患有疾病或殘障的人」是人類重要的道德價值，我們都必須懂得將心比心。我經常聽到有人分享：「一旦班主任解釋得當，班上的孩子們就不再捉弄患者。」因此，學校當前的重要課題將是能否採取適當的相應措施來遏止霸凌。

3）孩子們也有不那麼在意症狀的情況

父母經常會擔憂，如果孩子因為抽搐症狀而被欺負怎麼辦，但實際情況可能不如他們想的那麼嚴峻。大多數孩子平時為了自己的事情就已自顧不暇，其實不太會注意到某位同學的輕微抽搐。

有時患者會突然觸摸其他小朋友或尖叫，若只是簡單抽動，父母其實可稍微放寬心。此外，若孩子有著愉快的學校生活，周圍的人也會習慣這些症狀，漸漸都能淡然處之。實際上，症狀會產生變化，孩子也會更換班級，所以沒有孩子會永遠記得患者的症狀。

就患者自身來說，在症狀嚴重時通常會「不想見到朋友」，但好轉後也不想繼續缺課。當然，在某些情況下，孩子會因為「不喜歡同學們在症狀發作時對我說的話」而受創，要說不在乎是騙人的，但我們應該尊重孩子想上學的意願，更應相信孩子自身的生命力。

4）支援者也須具備正確認知

在學校，須要與學校諮商師及學校社會工作者等具有不同專業的人士合作。首先，擁有正確的知識非常重要。

支援者經常會將抽動視為一種「精神疾病」，並給出諸如「讓孩子做任何他想做的事才能盡量避免壓力」等建議，這是很離譜的觀念。

不自主抽搐／妥瑞氏症並非精神疾病，而是一種大腦功能障礙，減輕壓力當然是治療中重要的一環，但簡化為讓患者「為所欲為」是不恰當的。我有一位中學生患者，他之前的兒科醫生告訴他：「線上遊戲想玩就盡量玩。」但不久後，抽搐症狀卻越來越嚴重才再轉來本院看診，像這樣的醫囑完全沒有幫助。

另一個重要因素是患者本人也願意信任支援者。當支援者們攜手協助患者，請經常相互確認「患者是否信任我們」，並將更貼近本人需求及加深彼此理解作為支援的前提。

5 青春期應注意的事項

孩子進入青春期後，身體和思想都會發生偌大轉變，同時，症狀的特徵形式也會跟著改變。

1）由身體發育、起立性調節障礙所引起的變化

從前青春期（九～十歲）開始一直到進入青春期，在這期間身體會

出現顯著變化，身高增長、體重增加。由於身體的突然轉變導致血壓的體內恆定（Homeostasis）無法因應，而出現諸多症狀，如早上起床困難、起身會頭暈、入浴後會頭昏眼花、無法長時間站立而不得不蹲著等，此稱為「起立性調節障礙」。治療方式包括養成早睡早起的生活習慣、水分攝取和服藥，但患有抽搐症併發強烈的起立性調節障礙症狀時，可能會導致抽動更加惡化。

2）第二性徵

抽搐症狀和性荷爾蒙之間具有強烈關聯。當第二性徵開始出現，男女都會對性事十分感興趣。尤其是男孩們，因「滿腦子想的都是情色之事」，講話內容非常露骨，形成一大問題*。此外，他們還會想觸摸女性乳房，而夏天的清爽穿著更讓女性易於展現肌膚，增加了視覺刺激，也更容易引發不雅字眼。該症狀隨著年齡的增長會逐漸好轉，也不再那麼惹人注目，但因非出於自我意識，卻屢屢在別人面前冒出不恰當的淫穢猥褻言語，建議於好發高峰期主動提醒孩子注意，切勿一味放任。

*請參閱第一〇一頁。

3）反抗期的不自主抽搐

青少年會變得叛逆、甚至出現暴力行為（圖6-5），主要是由於性荷爾蒙的影響，非出於自主意識。儘管父母知曉這一點，但他們還是經常感到惱怒並發生劇烈衝突。家長常問道：「我不知道有多少是因為抽搐症狀、有多少是因為孩子性格造成的，即使希望我們忽略，我不清楚可以忽略它到什麼程度，或該在哪一個時間點喝斥。」這是家長們常會有的疑問及煩惱。

這確實是一大難題。我的建議是，「青春期階段的孩子與外表不同的是，他們的心理還未臻成熟，請以此為前提進行溝通」。另外，「不要將事情看得太嚴肅，常保讓一切順其自然的心態」。面對叛逆期的孩子時，我都會告訴家長：「基本上，每個家庭的守則應該由父母決定。」當孩子透過言語或行為表達反抗，家長可以直接處理，一旦涉及暴力，關鍵步驟是諮詢孩子的班導師或學校輔導老師。前述的這種憤怒有時被稱為「憤怒攻擊」。

一般孩子從九～十歲開始進入叛逆期，到十二歲左右就會平靜下

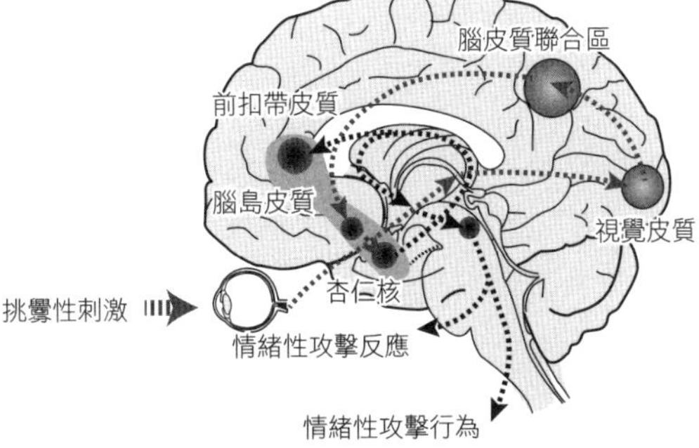

圖6-5
情緒性攻擊行為的生理大腦迴路

有田秀穗 著
《人類神經科學：前額前區、扣帶迴（Cingulate Gyrus）與腦島皮質的生理學》
（暫譯。人間性のニューロサイエンス　前頭前野、帯状回、島皮質の生理学）

來，遲一點的從十三～十四歲才開始，十五歲之後差不多接近尾聲。雖然進入了雙方都有點壓力的階段，即使感到無力也請與孩子共同承擔，並請做好至少守護觀望二～三年的心理準備。

然而，被父母沒收遊戲機或無法依自己的意願行事時，他們可能會故意表現出嚴重的抽搐症狀、亂叫、拔頭髮或從事可能會傷害他人的行為，讓周遭的人十分困擾。

我確信本人並不想讓「抽搐」發作，因此我希望家長了解第二性徵引起的變化，並針對每一變化進行正確引導。患者的行為看起來狂飆又叛逆，但從當事人的角度來看，這些對抗都是有原因的，因此，最好能先將其視為「父母的課題」，再來考慮如何應對。

4）藥物的副作用

利培酮和阿立哌唑等藥物可抑制多巴胺活性，也伴隨著食慾提升後體重增加並感到嗜睡的作用。患者一旦發現自己超重時，自我肯定感會受挫，想勸說其可以靠運動減重根本難如登天。更甚者，還會在上課時感到疲睏，不僅擾亂睡眠節律，更影響睡眠品質，加上青春期階段本就是容易感到嗜睡的階段，因而此刻的藥物治療必須謹慎使用。

6 即使青春期病情嚴重，仍有很高的治癒率

不自主抽搐／妥瑞氏症常常會出現併發症，若正值青春期就會出現許多難以治療的情況。即使服用各種藥物、戴牙齒矯正器*、採用呼吸法*和CBIT療法*，病情仍未見任何改善，許多人可能早已放棄了吧。

然而，即使在病情如此嚴重的青少年之中，我們也會收到「雖然只有幾天，但抽搐都未發作」的回饋，此時我就知道：「嗯！這個孩子會康復的。」不過通常很難根據大腦的功能機制來證明這一點，但如果持續數日至一週，甚至更長時間不發生抽動的情況，則顯示患者擁有「可以治癒的神經迴路」或「可以創造不讓抽搐發作的機制」，我們會說明持續抽搐的原因來自於「大腦抑制抽搐的功能無法發揮」並努力維持預防抽搐發生的條件。

收到孩子有好幾天均未抽搐的消息時，我們就會告訴家長及患者本

＊**牙齒矯正器**：請參閱第一二九頁。
＊**呼吸法**：請參閱第一二七頁。
＊CBIT：請參閱第一二三頁。

人：「放心，一定會好起來的！」雖然這有點一廂情願，但隨著孩子成長並接受治療，我們相信這將使「不產生抽搐的大腦迴路」能維持長時間發揮作用。

整個大腦功能（包括額葉）的發育變化會在青春期尾聲結束，以此為契機，治癒的可能性會大幅攀升。病程每下愈況的青春期雖然讓每天的生活都挺煎熬，但請抱持希望，相信「生命總會找到出路」。

病例11 患有重度妥瑞氏症的國中生

我的病人中有一名國中生患有重度妥瑞氏症，他從幼兒期開始就不時會發作不自主抽搐，當時我們判斷持續觀察病情變化即可。但到了小學六年級，他的症狀開始趨於嚴重，並因全身顫抖、尖叫頻繁發作而來院診治。

我讓他接受藥物治療、咬合板治療、CBIT等，住院兩個月期間也接受了認知行為治療，但沒有任何起色。

暑假期間，這名孩子和親戚花了一週時間一起種植番茄，在那段期間沒有出現任何抽搐症狀。當我向他確認：「你沒有出現什麼症狀嗎？」他回答說：「對呀，醫生，完全沒有發作呢！」

我告訴他：「雖然可能是無意識的，但既然都沒有發作，請相信自己是可以完全康復的。」這位患者目前已經升上高中，雖然還有一些抽動，不過症狀已經明顯減輕，藥物也跟著減量，過著愉快的高中生活。即使是重症也都能擁有讓病情大幅好轉的力量。

第七章 從腦神經發育的角度思考不自主抽搐／妥瑞氏症

本章將討論一些腦科學的專業知識。近年來，對大腦運作原理的科學詮釋不斷取得進展，但另一方面，大腦、思想和身體之間的關係仍存在未完全了解的區塊。我們將介紹腦神經的功能，並著重於說明與不自主抽搐／妥瑞氏症相關的神經傳導物質。

十九世紀的醫生們已開始認識到身體與心靈之間的深層關聯，也開始關注大腦的運作。由於過去兩百年來腦科學領域的大躍進，讓我們得以從腦神經功能的角度來解釋抽搐症狀。此外，由於藥物氟派醇（商標名：Serenace）能抑制神經傳導物質多巴胺的活性，進而改善抽搐症狀，也讓人們有機會了解此病症與多巴胺之間的關係。

1 多巴胺的作用為何？

多巴胺*大量儲存在「大腦基底核」中，這是一個控制運動的部位。正如多巴胺被賦有神經傳導物質之名，它會向參與運動的大腦基底核及掌管動機和注意力的前額葉發送指令（圖7-1）。

***多巴胺**：一種神經傳導物質，在活化大腦獎勵系統方面發揮核心作用，而大腦獎勵系統主要負責傳遞愉悅感。

神經傳導物質多巴胺會透過特定的迴路傳遞。多巴胺分泌充足時，身體就會產生促進運動的機制、抑制運動的迴路、控制運動的複雜機制。多巴胺以極其精巧的方式發揮作用，既可以促進運動也能抑制運動，人類的身體運動都是由這些不同神經的平衡所控制的。另一方面，此一多巴胺迴路也遍布前額葉，能夠強化積極度，例如增強動機、注意力和動力。

許多患有不自主抽搐的兒童性格活潑好動（當然並非所有人皆如此），這可能與他們的多巴胺神經元活躍有關。然而，大腦的活動性不能僅用多巴胺神經元來解釋，請將其視為觀察方式的一種。

我們也已了解，不僅是多巴胺，同屬神經傳導物質的伽馬氨基丁酸（Gamma-Aminobutyric Acid，GABA）、麩胺酸（Glutamic Acid）等也與大腦活動有著複雜關聯。

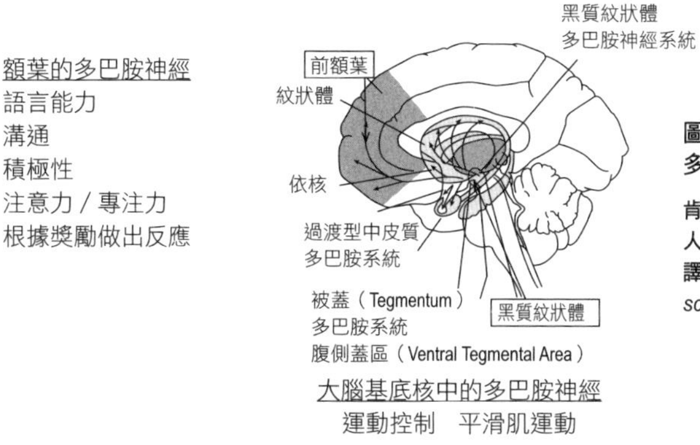

圖7-1
多巴胺神經系統的功能

肯德爾（Eric Kandel）等人，《神經科學原理》（暫譯。*Principles of Neural science*）。1991，瀨川改編

2 多巴胺與不自主抽搐的關聯

透過各種兒科神經學研究，多巴胺和抽搐症狀之間的連動變化逐漸變得清晰。根據資料，多巴胺神經迴路的發展從嬰兒期開始至學齡期達到高峰，並在青春期成長至與成人相同的水平。另一方面，抽動通常於幼兒期出現，一開始為不規律反覆發作，但隨著兒童進入學齡期，症狀會持續存在並出現包括動作型和聲語型抽動等各種面向。

一項分析胎兒自二十週至十歲的多巴胺神經系統發育狀態之研究發現，新生兒大腦皮質的多巴胺神經系統會隨著發育而增強，神經系統覆蓋的範圍也會不斷擴大。

由於多巴胺屬於一種神經傳導物質，無法直接測量，因此採用間接方法進行分析以推斷多巴胺神經系統的發育狀態，請參見圖7-2。一九七三年有一項研究調查了轉化合成為多巴胺的物質——酪胺酸羥化酶（Tyrosine Hydroxylase）與年齡相關的變化，發現紋狀體和黑質（大腦基

圖7-2 紋狀體及黑質的酪胺酸羥化酶活性的年齡變

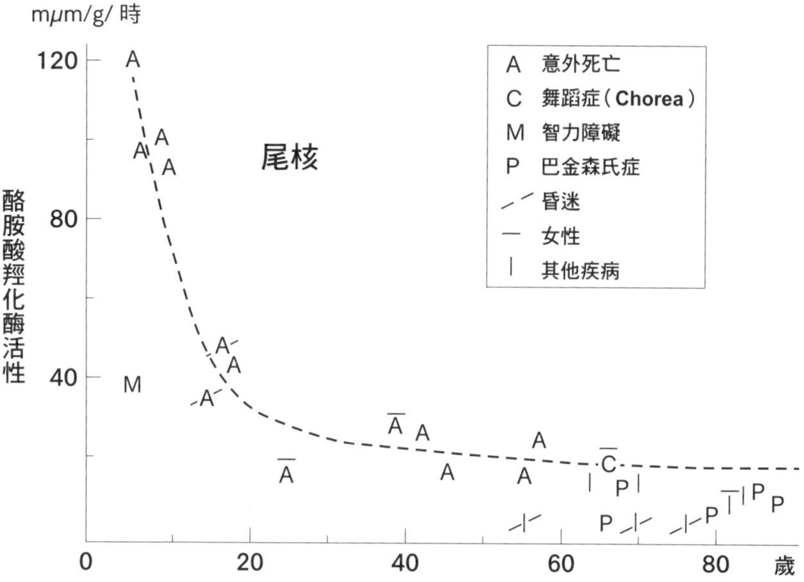

帕特．麥基爾（McGeer PL）、伊迪絲．麥基爾（McGeer EG），1973。部分改編

圖7-3 記憶引導跳視檢查的年齡變化（反映多巴胺神經活性）

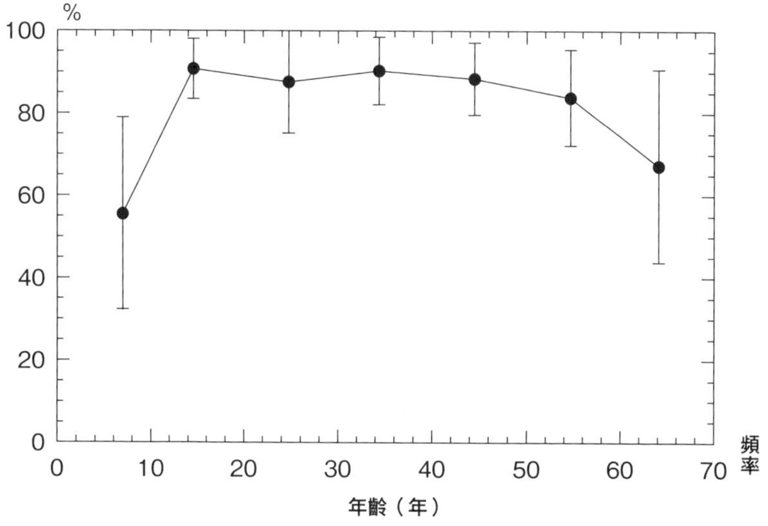

福田秀樹，《臨床神經科學》月刊（暫譯。*Clinical Neuroscience*），2010

底核的一部分）中，多巴胺的代謝曲線開始隨著年齡的增長而下降，並在十五～二十歲之間趨於平緩。從這個結果可以推斷，多巴胺神經的發育直到十五歲左右的變化與發展均非常迅速。

正如第三章介紹醫學檢查項目時所說，我們認為稱為記憶引導跳視檢查的測試值與多巴胺神經系統具有間接關聯（圖7-3）。

圖7-4是計算處於做夢狀態的快速眼動睡眠期間每分鐘身體顫動次數的圖表。對比五～七歲和十一歲的階段，可以發現未患病的正常兒童顫動次數隨著年齡減少，而患有抽搐症的兒童也會經歷類似變化。

圖表最下方為瀨川氏症的曲線，此病缺乏能轉化為多巴胺的酵素，也就是多巴胺濃度不足，根據圖表顯示，隨著年齡增長雖有所變化，但是進展有限。

我們認為多巴胺神經系統的這些變動會影響抽搐症狀，換句話說，患有抽搐症的兒童在多巴胺神經元發育期間常見多巴胺缺乏的問題，因此，醫界認為多巴胺受體的過度增加導致了抽動的發生。許多人的抽搐症狀在十五歲左右、多巴胺神經發育完成後得到改善，此被認為是多巴胺帶來的影響。

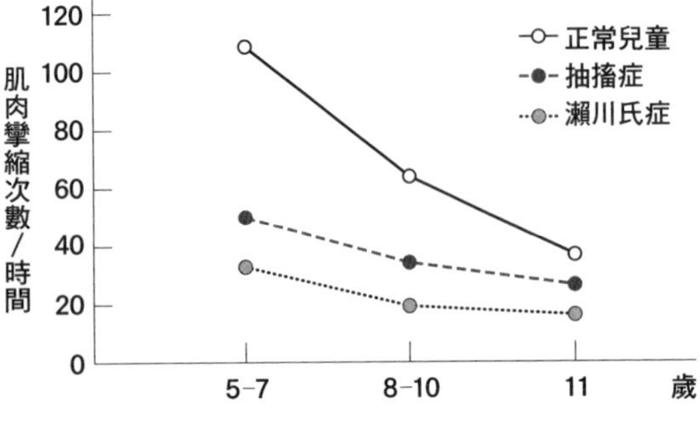

圖7-4
快速眼動睡眠期間
肌肉攣縮的
年齡變化

3 血清素系統（Serotonergic System）的功能為何？

血清素*系統的發育被認為先於多巴胺神經系統，該系統主要位於腦幹，覆蓋整個大腦並從頸部延伸至脊髓，該系統不僅連接了大腦和脊髓（身體），接著像是身體的樞紐機場一樣再連結起整個大腦和神經（圖7-5）。

血清素系統從懷孕初期即開始發育，在嬰幼兒期能增強頸部和軀幹的肌肉張力、滋養腦神經並提高白天的清醒度。一旦嬰幼兒期的腦神經發育完成，它就會參與心智的發育，同時發揮保護身心免受各種精神不穩定煩擾的作用。

抽搐症與妥瑞氏症患者因大腦過度活躍，有時會出現憤怒、煩躁、焦慮加劇等情況，構成一種「須透過儀式性行為來讓自己有解脫感」的狀態，無法保持冷靜。

血清素可以阻止多巴胺分泌失控並維持穩定的精神狀態。血清素通

***血清素**：請參閱第四十一頁。

常作為一種促進身心放鬆的物質受到關注，因此很少有人特別指出它與抽動症狀的關聯，然而其於抑制抽動行為方面有著舉足輕重的角色。

4 大腦基底核（紋狀體）—丘腦（Thalamus）—（大腦）皮質回路與不自主抽搐的關聯

我認為考慮抽動症狀與「大腦基底核（紋狀體）—丘腦—（大腦）皮質」迴路之間的關係非常重要（圖7-6）。儘管已有許多研究人員發表該迴路與不自主抽搐／妥瑞氏症之間的相互運作機制等報告，但醫學上仍處於推測階段，細節尚未明確。

此迴路由①大腦皮質—大腦基底核迴路（Cortico-Basal Ganglia Loop）、②運動迴路（Motor Loop）、③眼動迴路（Oculomotor Loop）、④前額葉皮質迴路（Prefrontal Cortex Loop）、⑤邊緣迴路（Limbic Loop）組成。研究者認為它形成了一個連接大腦基底核—丘腦—（大腦）皮質不同部位的神經迴路來調控運動功能。

由於此迴路的運作，許多神經傳導物質（例如多巴胺及血清素）與

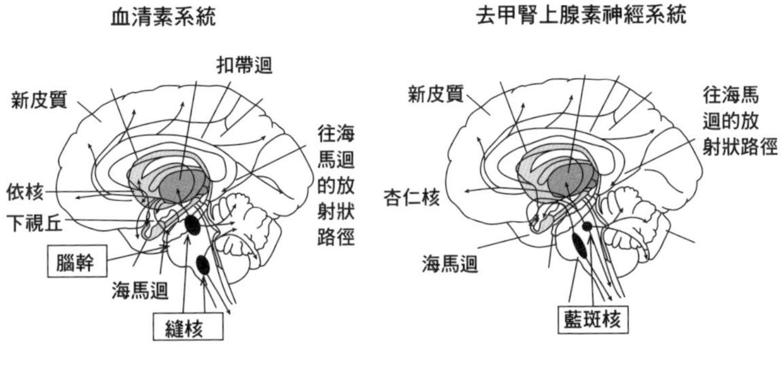

圖7-5　血清素系統、去甲腎上腺素神經系統

肯德爾（Eric Kandel）等，《神經科學原理》1991，瀨川改編

圖7-6　大腦基底核（紋狀體）—丘腦（Thalamus）—（大腦）皮質回路

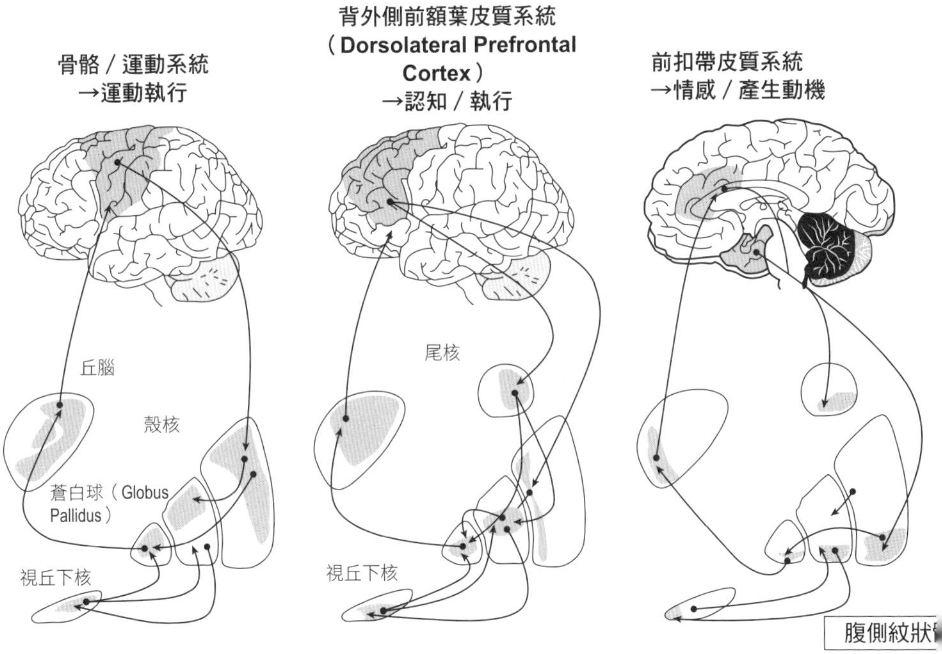

〈強迫症的神經調控〉
美國實驗神經治療學會出版文章／文獻探討（PDF 版）
《神經治療學》11（3），2014.07
（暫譯。「*Neuromodulation for Obsessive–Compulsive Disorder*」，*Neuro Therapeutics*）

大腦皮質、基底核和丘腦等廣泛部位均產生連結，被認為與出現抽搐症狀、ADHD以及強迫症等疾病有關。

研究人員認為，如果大腦基底核─丘腦─（大腦）皮質之間的迴路無法正常運作，運動控制就會變得不穩定，並且會引發症狀更複雜的抽動。簡單短暫的抽動和複雜型抽動實際上與大腦基底核─丘腦─（大腦）皮質迴路彼此間的關係有多密切，雖然現階段仍不清楚，但已知使用深腦刺激術（第一三〇頁）刺激丘腦的特定部位不僅能緩解抽動症狀、還能改善強迫症。

本院在治療抽搐症時，有時會優先治療ADHD和強迫症。透過穩定大腦基底核─丘腦─（大腦）皮質的迴路，不單是抽動症狀能夠好轉，與一般生活相關的認知能力，例如注意力和專注力，也會獲得顯著改善。

雖然我在日常臨床實踐中並不總是能意識到此一大腦迴路，但我明白這是一個涉及抽搐症狀本質的迴路。

第八章

支援不自主抽搐／妥瑞氏症患者們的青少年期

1 成年後接受診療

嚴重的抽動症狀可能持續到青春期或成年。有些患者會在成年後逐漸好轉，但也可見病情更加惡化的案例。偶爾還會伴隨注意力缺失疾患（Attention Deficit Disorder，ADD）和強迫症*，進而造成人際關係出現問題。

抽搐主要由兒科醫師治療，若患者從兒童或青春期開始接受持續性的診察，我認為最好繼續前往同一醫療機構治療，儘管這仍然須要取決於該醫院或診所的診療方式。

如果患者首次看診是在成年之後，大多數情況下都會被推薦前往精神科*，然而，我們常耳聞精神科的案例是，病人會因主治醫師表示「不了解妥瑞氏症」而被拒絕診療，或是病人自身不假思索地就持續服用精神科藥物。我個人認為，成年之後，焦慮症、強迫症、注意力缺失疾患等精神症狀往往比抽搐的運動症狀更普遍，我想，幾乎沒有患者只出現

*強迫症：請參閱第四十一頁。

*近年來，儘管已有部分神經內科醫師會將妥瑞氏症的抽動症狀視為一種不自主運動障礙進行治療，但患者通常還是會被轉介到精神科。

「運動症狀」，也認為該問題無法單獨由精神科醫師解決。

2 面對自己的疾病並妥善安排生活

治療很重要，但更重要的是接納並坦然面對抽動症狀，比方認真去思索是否要讓工作和生活更加豐富立體、自己想過著什麼樣的人生、在獲得必要支持的同時打造適合自我的理想人生藍圖等問題。

在我們醫院，有非常多患者是從幼童到青春期、甚至成年期都持續來院接受治療，其中，雖還得視抽動症狀和併發症的嚴重程度而定，但許多人均能繼續接受高等教育、就業、獨立生活並建立家庭。

特別是女性還會面臨到其他問題，我們間或會聽聞患者自訴生理期前的病況容易惡化，須經歷懷孕與分娩的患者也不在少數，因此人們經常擔心在妊娠或懷孕期間的藥物治療，所以我會盡可能嘗試控制服用的藥物量*。

產後的睡眠節律會被打亂，症狀可能會加劇，因此我會建議先請親

*阿立哌唑一毫克＋氟伏沙明二十五毫克一錠／日，氟派醇〇・七五毫克一錠／日……等。

友協助患者調適環境、為患者提供心理支持，接著再以添加中草藥或藥物少許增量的方式來因應處理。

3 關於工作

儘管多數成年患者都有工作，然而，仍有人在期望受僱於一般公司時遭遇困難。

任職於一般公司的人，抽動症狀相對較輕微，ADHD、強迫症、焦慮症等合併症也比較穩定，但他們會對公司隱瞞自己的病情、刻意抑制抽搐衝動，限制藥物攝取量以避免上班時間嗜睡等，常常處於面臨各種病況起落的同時仍不得不工作的狀態。我總會提醒患者此時更勿忽略深呼吸等放鬆技巧，卻經常獲得這樣的反應：「工作太忙了，根本沒有時間這麼做。」

另一方面，我認識一名患有重度妥瑞氏症、接受過DBS治療並在一般企業工作的男性，他被授予該公司最傑出成就獎。我碰巧有機會與他的老闆對話，老闆給予的回饋讓我感覺好溫暖：「他工作態度踏實，學得很快，而且比任何人都更努力。雖然因工作中出現了動作型抽動症狀而不得不減少工作量以避開危險性，但周圍同事都能理解他的症狀，也自然而然地接受了他。」

不管這名患者的症狀有多嚴重，他真誠工作的態度都受到高度讚揚。其實工作期間不僅會出現併發症，我相信也會遭遇其他複雜的情況，但肯定會有一名像這位老闆一樣的人，將你的努力和成果看在眼裡並靜靜守護著。

無論患者身處何種類型的工作場所，都應表明自身症狀及所需的協助並取得公司理解。

4 妥善運用補助制度

在案例十（第一三二頁）中，我們介紹了一個透過社會保障制度而順利進行治療的案例，若您有醫療費或日常生活方面的經濟問題，請諮詢所在醫療機構的工作人員或政府單位的負責人員，不僅能提供相關補助、身心障礙手冊制度等諮詢，也能協助了解關於國家福利制度如何保障生活和社會資源利用等資訊。

結語

孩子們的成長就好似要讓花朵逐一盛開般，花蕾在開花前從球莖中萌芽之時，我們為它們澆水施肥、除蟲並照顧它們，直到它們長大並綻放盛開。

人在成長的過程中會經歷各種不同的磨難考驗，其中可能會因罹患遺傳性或後天性疾病而煩擾，也會遭遇發展障礙、環境、朋友關係、睡眠質量低落及承受主流社群媒體負面影響等問題。

不自主抽搐是由發育變化引起的，面對症狀時就如同參與植物成長過程，必須採取「防颱措施」，日常更要關心他們是否吸收足夠陽光、給予水分並協助處理任何浮現的困難。

而我們醫師在面臨各個發育階段的問題時，會採用不同療法來處理患者的抽動症狀、為父母提供支援並在幫助孩子成長的同時應對各式境況。作為一名醫生，我盡可能提供協助以讓孩子們的生活更加美好，我相信這就是治療抽動症的目標。

若成年後抽動症狀依然存在，也是一樣必須一一認真對待日常的變化和問題，持續治療並取得身邊人的理解和支持。

我相信讀過本書的不自主抽搐／妥瑞氏症患者、家人、支援者和治療師對這一疾病已更熟悉了。

儘管我每天都在治療不自主抽搐／妥瑞氏症，但依舊不明白許多事，經常都會被患者和家長詢問哪些症狀會發作或病情進展會如何，因此我們也同時在接受病人及家長的反饋，持續地學習。面對這種疾病，仍存在許多未解之謎，儘管它已有如此悠久的歷史，但卻十分棘手，其真正的本質仍未可知。

在此，我要向長期持續對此類疑難疾病進行臨床治療和研究的眾多國內外研究人員表示誠摯的敬意和感謝，還要向許多支持日本妥瑞氏症協會及病患的人們致謝。

我從瀨川兒童神經醫學紀念診所已故的瀨川昌也醫師身上學到了很多關於不自主抽搐及妥瑞氏症的知識，藉由本書謹向已故的瀨川昌也醫師和八森啟醫師表達誠摯的感謝。

此外，對於至今仍一直為我提供指導和支持的瀨川兒童神經醫學紀念診所的木村一惠醫生、林雅晴醫生、福水道郎醫生、福田秀樹醫生和寺尾安生醫生，我內心滿懷感恩，也還要感謝長尾Yuri醫生、野崎真紀醫生、川井未知子醫生、平野嘉子醫生、小島康子醫生、上東雅子醫生以及許多其他無法在此一一提及的醫生們，感謝他們和仍須精進的我一起進行臨床研究工作，並且也要向每日支持我們醫院的全體工作人員表達無上的謝意。

最重要的是，我要特別謝謝所有來到本院並與我們分享病況資訊的患者和家長們。對醫生來說，您們都是很棒的老師。我謹在這本書中補充自己的一些觀點，希望能為讀者們帶來幫助。

於本書末也謹向木田哲郎博士表達最由衷的謝意，感謝他來本院教授CBIT治療知識，令我們受益匪淺，也十分感激他為本書提供的稿件。

最後，合同出版社的鈴木庸編輯和齊藤曉子小姐，我對於兩位在本書寫作期間提供的大力支援銘感於心。

引用・参考文献

〈第1章〉

1）梶龍兒（2016）『不随意運動の診断と治療』診断と治療社
2）Leckman JF, Cohen DJ, editors. (1999) Tourette's Syndrome: Tics, Obsessions, Compulsions: Development Psychopathology and Clinical Care. 1st ed. New York: John Wiley & Sons, 1999.
3）Shapiro AK, Shapiro ES, Young JG, et al. (eds). (1988) *Gilles de la Tourette syndrome.* 2nd ed. New York: Raven Press, 1988.
4）Freeman RD, Fast DK, Burd L, et al. (2015) An international perspective on Tourette syndrome: selected findings from 3,500 individuals in 22 countries. *Dev Med Child Neurol* 2000; 42: 436-47.
5）Hallett M. (2015) Review article Tourette Syndrome: Update. Brain Dev 2015; 37: 651–655
6）瀬川昌也（2008）「〈日本人の発見した神経疾患〉瀬川病」（解説）『BRAIN and NERVE：神経研究の進歩』60：5－11
7）Segawa M. (2003) Neurophysiology of Tourette's syndrome: pathophysiological considerations. *Brain Dev* 2003; 25 suppl 1: 62-69.
8）American Psychiatric Association 著、高橋三郎、大野裕監訳、日本精神神経学会（日本語版用語監修）（2014）「DSM－5　精神疾患の診断・統計マニュアル」医学書院
9）相沢雅文、新井卓、有澤直人、他（2018）「1－1　トゥレット症とは」『チック・トゥレット症ハンドブック―正しい理解と支援のために―』NPO法人日本トゥレット協会
10）J Jagger, B A Prusoff, D J Cohen et al. (1982) The epidemiology of Tourette's syndrome: a pilot study. Schizophr Bull. 1982;8(2): 267-78. doi: 10.1093/schbul/8.2.267.
11）Bloch MH, Leckman JF. (2009) Clinical course of Tourette syndrome. *J Psychosom Res* 2009; 67: 497-501
12）Cavanna AE, Critchley HD, Orth M, et al. (2011) Dissecting the Gilles de la Tourette spectrum: a factor analytic study on 639 patients. *J Neurol Neurosurg Psychiatry* 2011; 82: 1320-3.

13) Stiede JT, Woods DW. (2020) Pediatric Prevention: Tic Disorders. Pediatr Clin North Am 2020; 67: 547-57.
14) Bernard BA, Stebbins GT, Siegel S, et al. (2009) Determinants of quality of life in children with Gilles de la Tourette syndrome. *Mov Disord* 2009; 24: 1070-3.
15) Leckman JF, Zhang H, Vitale A, et al. (1998) Course of tic severity in Tourette syndrome: the first two decades. *Pediatrics* 1998; 102: 14-9.
16) Freeman RD, Zinner SH, Müller-Vahl KR, et al. (2009) Coprophenomena in Tourette syndrome. *Dev Med Child Neurol* 2009; 51: 218-27.
17) Rizzo R, Gulisano M, Calì PV, et al. (2012) Long term clinical course of Tourette syndrome. Brain Dev 2012; 34: 667-73.
18) Kuwabara H, Kono T, Shimada T, et al. (2012) Factors affecting clinicians' decision as to whether to prescribe psychotropic medications or not in treatment of tic disorders. *Brain Dev* 2012; 34: 39-44.
19) Pringsheim T, Okun MS, Müller-Vahl K, et al. (2019) Practice guideline recommendations summary: treatment of tics in people with Tourette syndrome and chronic tic disorders. *Neurology* 2019; 92: 896-906.
20) Michal Novotny, Martin Valis, Blanka Klimova. (2018) Tourette Syndrome: A Mini-Review Frontiers in Neurology www.frontiersin.org March, 2018 | Volume 9 | Article 13
21) Hirschtritt M, Lee P, Pauls DL, et al. (2015) Lifetime prevalence, age of risk, and genetic relationships of comorbid psychiatric disorders in Tourette syndrome. *JAMA Psychiatry* 2015; 72:325-33.
22) Bernard BA, Stebbins GT, Siegel S, et al. (2009) Determinants of quality of life in children with Gilles de la Tourette syndrome. *Mov Disord* 2009; 24:1070-3.
23) Hassan N, Cavanna AE. (2012) The prognosis of Tourette syndrome: implications for clinical practice. *Funct Neurol* 2012; 27: 23-7.
24) Robertson MM, Althoff RR, Hafez A, et al. (2008) Principal components analysis of a large cohort with Tourette syndrome. *Br J Psychiatry* 2008; 193: 31-6.
25) 稲見茉莉、金生由紀子（２０１９）「チック症の評価」『小児科臨床』72（増刊号）：１３３１－４

26）星野恭子（２０１７）「幼児期から学童期のチック・トゥレット症」『こころの科学』１９４：18－23
27）星野恭子（２０１９）「チック、Tourette 症候群の診療について」（総説）『日本小児科学会雑誌』１２３⑹：９５７－９６４

〈第2章〉

28）Freeman.RD. (2007) Tic disorders and ADHD: answers from a world-wide clinical dataset on Tourette syndrome. *Eur Child Adolesc Psychiatry* 2007; 1: 15-23
29）Pringsheim T. (2017) Tic Severity and Treatment in Children: The Effect of Comorbid Attention Deficit Hyperactivity Disorder and Obsessive Compulsive Behaviors. *Child Psychiatry Hum Dev.* 2017; 48: 960-966.
30）Osland ST, Steeves TDL, Pringsheim T. Pharmacological treatment for attention deficit hyperactivity disorder (ADHD) in children with comorbid tic disorders. *Cochrane Database Syst Rev* 2018; 6: CD007990.
31）Cohen SC, Mulqueen JM, Ferracioli-Oda E, et al. Meta-Analysis: Risk of Tics Associated With Psychostimulant Use in Randomized, Placebo-Controlled Trials. *J Am Acad Child Adolesc Psychiatry* 2015; 54: 728-36.
32）小坂浩隆（２０１９）「発達障害の生物学的知見」（解説）『診断と治療』１０７⑾：１３８５－１３９１
33）上島国利、ＯＣＤ研究会編（２０１０）「エキスパートによる強迫性障害（ＯＣＤ）治療ブック」星和書店
34）松永寿人、吉田賀一（２０１７）「チック・トゥレット症と強迫スペクトラム障害」『こころの科学』１９４：41－47
35）Kano Y, Kono T, Shishikura K, et al Obsessive-compulsive symptom dimensions in Japanese tourette syndrome subjects. *CNS Spectr.* 2010 15(5): 296-303.
36）Kano Y, Kono T, Matsuda N,et al. The impact of tics, obsessive-compulsive symptoms, and impulsivity on global functioning in Tourette syndrome. *Psychiatry Res.* 2015 30; 226(1): 156-61.

37）安西有紀、星野恭子、長尾ゆり、他（２０１７）「Tourette 症候群における SCAS を用いた強迫性障害と不安の評価」『脳と発達』49：４０４
38）加納健一（２００２）「小児心因性疾患における選択的セロトニン再取り込み阻害剤とタンドスピロンの臨床応用」（総説）『小児科臨床』55：１４９－１５４
39）Wang-Tso Lee, et al. Tourette Syndrome as an Independent Risk Factor for Subsequent Sleep Disorders in Children: A Nationwide Population-Based Case–Control Study. *SLEEP* 2017
40）Jiménez-Jiménez FJ, Alonso-Navarro H, García-Martín E et al. Sleep disorders in tourette syndrome. Sleep Med Rev. 2020 Oct; 53:101335. doi: 10.1016/j.smrv.2020.101335. Epub 2020 May 20.
41）Debabrata Ghosh, Prashant V Rajan,Deepanjana Dase et al. Sleep disorders in children with Tourette syndrome. Pediatr Neurol. 2014 Jul; 51(1): 31-5. doi: 10.1016/j.pediatrneurol.2014.03.017. Epub 2014 Mar 27.
42）山寺博史（２００３）「時間生物学的にみた抗うつ薬の作用の研究　脳波と体温を指標とした概日リズムに及ぼす影響」（原著論文）『日本薬物脳波学会雑誌』５：10－12
43）相良雄一郎（２００９）「抗精神病薬と睡眠脳波」（解説）『日本薬物脳波学会雑誌』13：31－36
44）神林崇、大森佑貴、今西彩、他（２０１７）「日内リズムによる問題症状とその対応　夜間睡眠の延長と睡眠相後退症候群に対する aripiprazole の有効性の検討」（解説）『神経治療学』34：４０６－４１０
45）長尾ゆり（２０２０）「〈小児の学際的な睡眠医療　基礎から臨床をつなぐ〉最新の小児睡眠医療を行うために　小児ムズムズ脚症候群と睡眠」（解説）『小児科診療』83：１３１１－１３１７
46）金生由紀子（２０１８）「チック症、吃音」『小児科診療』81（増刊号）：９０２－９０４

〈第3章〉

47）Leckman JF, Riddle MA, Hardin MT, et al. The Yale Global Tic Severity Scale: initial testing of a clinician-rated scale of tic severity. *J Am Acad Child Adolesc Psychiatry* 1989; 28: 566-73.
48）Yale Global Tic Severity Scale 日本語版の信頼性と妥当性　予備的研究 (Reliability and Validity of a

Japanese Version of the Yale Global Tic Severity Scale: A Preliminary Study)（英語）（原著論文）Inoko Kayo, Nishizono-Maher Aya, Tani Satoko et al.『児童青年精神医学とその近接領域』47（Suppl）：38－48

49）星加明徳（２０１１）「小児のトゥレット障害における Shapiro のトゥレット症候群重症度尺度を用いた重症度評価」『小児の精神と神経』51：１７７－１８２

50）Woods DW, Piacentini J, Himle MB, et al. Premonitory Urge for Tics Scale (PUTS): initial psychometric results and examination of the premonitory urge phenomenon in youths with Tic disorders. *J Dev Behav Pediatr* 2005; 26: 397-403.

51）Kano Y, Matsuda N, Nonaka M, et al. Sensory phenomena related to tics, obsessive-compulsive symptoms, and globalfunctioning in Tourette syndrome. *Compr Psychiatry* 2015; 62:141-6.

52）Conceição VA, Dias Â, Farinha AC, et al. Premonitory urges and tics in Tourette syndrome: computational mechanisms and neural correlates. *Curr Opin Neurobiol* 2017; 46:187-199.

53）Leckman JF, Walker DE, Cohen DJ. Premonitory urges in Tourette's syndrome. *Am J Psychiatry* 1993; 150: 98-102

54）Nakajima T, Nakamura M, Taga C, et al. Reliability and validity of the Japanese version of the Yale-Brown Obsessive-Compulsive Scale. *Psychiatry Clin Neurosci.* 1995 May; 49(2): 121-6.

55）星野恭子（２０２２）「〈小児神経検査マニュアル〉症状・疾患からみた検査のすすめ方　自閉スペクトラム症」（解説）『小児科診療』（０３８６－９８０６）85（6）：７５９－７６５

56）星野恭子（２０２０）「〈子どもの睡眠と発達脳、そしてその障害〉神経発達症と睡眠」（解説）『外来小児科』23（2）：１９６－２０４

57）星野恭子（２０２０）「〈小児の学際的な睡眠医療　基礎から臨床をつなぐ〉最新の小児睡眠医療を行うために　ゲーム障害と睡眠　どうしたらゲームより睡眠を選ぶか」（解説）『小児科診療』83（10）：１３２３－１３２８

58）Balconi M, Finocchiaro R. Deficit in rewarding mechanisms and prefrontal left/right cortical effect in vulnerability for internet addiction. *Acta Neuropsychiatr* 2016; 28: 272-85.

59）Kim SH, Baik SH, Park CS, et al. Reduced striatal dopamine D2 receptors in people with Internet addiction. Neuroreport 2011; 22: 407-11.

60）Sethi NK, Labar D, Torgovnick J. Myoclonic epilepsy masquerading as a tic disorder. *Clin Neurol Neurosurg* 2007; 109: 509-11.

61）Brasić JR. Differentiating myoclonus from tics. *Psychol Rep* 2000; 86: 155-6.

62）Nomura Y, Segawa M. Neurology of Tourette's syndrome (TS) TS as a developmental dopamine disorder: a hypothesis. *Brain Dev* 2003; 25 (Suppl 1): S37-42.

63）Ghosh D, Burkman E. Relationship of serum ferritin level and tic severity in children with Tourette syndrome. Childs Nerv Syst 2017; 33:1373-1378.

64）Makki MI, Behen M, Bhatt A, et al. Microstructural abnormalities of striatum and thalamus in children with Tourette syndrome. *Mov Disord* 2008; 23: 2349-56.

65）Liu Y, Wang J, Zhang J, et al. Altered Spontaneous Brain Activity in Children with Early Tourette Syndrome: a Resting-state fMRI Study. *Sci Rep* 2017; 7: 4808.

66）Wen H, Liu Y, Rekik I, et al. Combining Disrupted and Discriminative Topological Properties of Functional Connectivity Networks as Neuroimaging Biomarkers for Accurate Diagnosis of Early Tourette Syndrome Children. *Mol Neurobiol* 2018; 55: 3251-69.

67）Liao W, Yu Y, Miao HH, et al. Inter-hemispheric Intrinsic Connectivity as a Neuromarker for the Diagnosis of Boys with Tourette Syndrome. *Mol Neurobiol* 2017; 54: 2781-9Greene DJ, Church JA,

68）彦坂興秀（１９８４）「随意運動のメカニズム、随意性の眼球運動」『神経研究の進歩』28（1）：１３８－１５２

69）Hikosaka O, Fukuda H, Kato M, Uetake K, Nomura Y, Segawa M. Deficits in saccadic eye movements in hereditary progressive dystonia with marked diurnal fluctuation. In: Segawa M editor. Hereditary Progressive Dystonia with Marked Diurnal Fluctuation. Carnforth, U.K: Parthenon; 1983. p.159-177.

70）Nomura Y, Fukuda H, Terao Y, et al. Abnormalities of voluntary saccades in Gilles de la Tourette's syndrome: pathophysiological consideration. *Brain Dev* 2003; 25: 48-54.

71）星野恭子、長尾ゆり、林雅晴、木村一恵、八森啓、福田秀樹、徳重真一、寺尾安生（２０１６）「Gille de la Tourette 症候群の眼球運動検査による基底核障害の評価について」（会議録）『脳と発達』48（Suppl.）：Ｓ２６７

72）Fukuda H, Segawa M, Nomura Y, Nishihara K, Ono Y. Phasic activity during REM sleep in movement disorders. In: Segawa M, Nomura Y. editors. Age-Related Dopamine-Dependent Disorders. Monogr Neural Sci. Basel: Karger; 1995. vol.14, p.69-76.

73）寺尾安生、福田秀樹「トゥレット症候群の病態：神経生理学的建久眼球運動検査」『難治性疾患克服研究事業、トゥレット症候群の診断、治療、予防に関する臨床的研究』平成22年～24年総合研究報告

74）Kimura K, Nagao Y, Hachimori K, et al. Pre-movement gating of somatosensory evoked potentials in Segawa disease. *Brain Dev* 2016; 38: 68-75.

75）木村一恵「トゥレット症候群（ＴＳ）における運動準備状態の体性感覚誘発電位（ＳＥＰｓ）」『難治性疾患克服研究事業、トゥレット症候群の診断、治療、予防に関する臨床的研究』平成22年～24年総合研究報告

76）Ziemann U, Paulus W, Rothenberger A. Decreased motor inhibition in Tourette’s disorder: evidence from transcranial magnetic stimulation. *Am J Psychiatry* 1997; 154: 1277-1284.

〈第4章〉

77）Quezada J, Coffman KA. Current Approaches and New Developments in the Pharmacological Management of Tourette Syndrome. CNS Drugs 2018; 32: 33-45.

78）Pringsheim T, Okun MS, Müller-Vahl K, et al. Practice guideline recommendations summary: Treatment of tics in people with Tourette syndrome and chronic tic disorders. *Neurology* 2019; 92: 896-906.

79）Rizzo R, Pellico A, Silvestri PR, et al. A Randomized Controlled Trial Comparing Behavioral, Educational, and Pharmacological Treatments in Youths With Chronic Tic Disorder or Tourette Syndrome. *Front Psychiatry* 2018; 9: 100.

80）濱本優、金生由紀子（２０１７）「Tourette 症に対する薬物療法のエビデンスと治療ガイドライン」『臨床精神薬理』20：６６５－６７０
81）Murphy T, Heyman, I. Group Work in Young People with Tourette Syndrome. *Child Adolesc Ment Health* 2017; 12: 46-8.
82）Hollis C, Pennant M, Cuenca J, et al. Clinical effectiveness and patient perspectives of different treatment strategies for tics in children and adolescents with Tourette syndrome: a systematic review and qualitative analysis. *Health Technol Assess* 2016; 20: 1-450, vii-viii.
83）Whittington C, Pennant M, Kendall T, et al. Practitioner Review: Treatments for Tourette syndrome in children and young people - a systematic review. *J Child Psychol Psychiatry* 2016; 57: 988-1004.
84）Roessner V, Plessen KJ, Rothenberger A, et al. (ESSTS Guidelines Group). European clinical guidelines for Tourette syndrome and other tic disorders. Part II: pharmacological treatment. *Eur Child Adolesc Psychiatry* 2011; 20: 173-96.
85）Hamamoto Y, Fujio M, Nonaka M, et al. Expert consensus on pharmacotherapy for tic disorders in Japan. *Brain Dev* 2019; 41: 501-6.
86）Pringsheim T, Holler-Managan Y, Okun MS, et al. Comprehensive systematic review summary: Treatment of tics in people with Tourette syndrome and chronic tic disorders. *Neurology* 2019; 92: 907-15.
87）Mills S, Hedderly T. A guide to childhood motor stereotypies, tic disorders and the tourette spectrum for the primary care practitioner. *Ulster Med J* 2014; 83: 22-30.
88）Ganos C, Martino D, Pringsheim T. Tics in the Pediatric Population: Pragmatic Management. *Mov Disord Clin Pract* 2017; 4: 160-72.
89）星野恭子（２０２１）「神経発達症セミナー　あきらめないチック・トゥレット治療　様子見ましょうと言わない治療」（解説）『小児保健研究』80 (6)：７５７－７６３
90）星野恭子（２０２１）「〈子どもの成長過程に現れる心と体の問題〉チック、トゥレット症候群」（解説）

『チャイルド ヘルス』24⑽：731－734
91）Ungerstedt U. Striatal dopamine release after amphetamine or nerve degeneration revealed by rotational behaviour. *Acta Physiol Scand Suppl.* 1971; 367: 49-68.
92）田中茂樹、野村芳子、瀬川昌也（1989）「結節性硬化症における回転運動発作と Subependymal nodule の病態生理について」『順天堂医学』34⑷：520－527
93）Nezu A, et al. Roles of a subependymal nodule of tuberous sclerosis on pathophysiology of epilepsy . *Jpn J Psychiatr Neurol* 1991; 45: 372-7.
94）八森啓、他（1997）「ギルドラトゥレット症候群（GTS）に対する極少量 L-Dopa 療法」（会議録）『脳と発達』29：S113
95）星野恭子、内野じゅん、八森啓、木村一恵、野村芳子、瀬川昌也（2003）「Gilles de la Tourette syndrome (GTS) の治療　少量 L-dopa 療法と生活指導の効果について」（会議録）『脳と発達』3（suppl）：S161
96）八森啓、瀬川昌巳、星野恭子、木村一恵、野村芳子、瀬川昌也（2005）「Gille de la Tourette 症候群（GTS）に対する極少量 L-dopa 療法の効果と効果に及ぼす因子」（会議録）『神経治療学』22：410
97）中村康子、四方あかね（2013）「チックおよびこだわりに対し少量L－ドパ療法が効果的であった Tourette 症候群の1例」『脳と発達』47（suppl）：S369
98）Hoshino K, Hayashi M, Ishizaki A, et al. Very-Low-Dose Levodopa Therapy for Pediatric Neurological Disorders: A Preliminary Questionnaire in Japan. Front Pediatr. 2021 Mar 4; 9: 569594. doi: 10.3389/fped.2021.569594. eCollection 2021.
99）木全かおり（2019）「繰り返すチック症状に抑肝散加陳皮半夏が著効した一例」『Phil 漢方』77：4－5
100）岩間正文、入山恵津子（2019）「慢性チック症に対する漢方エキス剤の改善効果」『漢方と最新治療』28：84－88
101）岩間正文（2015）「小児漢方の現状と未来　当院における小児漢方治療の現状　小建中湯、柴胡桂枝湯、抑肝散の成績を中心に」『日本小児東洋医学会誌』28：42－45

102）Zheng Y, Zhang ZJ, Han XM, et al. A proprietary herbal medicine (5-Ling Granule) for Tourette syndrome: a randomized controlled trial. *J Child Psychol Psychiatry* 2016; 57: 74-83.
103）de Caires S, Steenkamp V. Use of Yokukansan (TJ-54) in the treatment of neurological disorders: a review. *Phytother Res* 2010; 24: 1265-70.
104）磯野有章子、長尾ゆり、林雅晴、他（２０１６）「Gille de la Tourette 症候群に対するアリピプラゾール治療の有効性」（会議録）『脳と発達』４８：２６８
105）Zheng W, Li XB, Xiang YQ,et al. Aripiprazole for Tourette's syndrome: a systematic review and meta-analysis. *Hum Psychopharmacol* 2016; 31: 11-8.
106）Gerasch S, Kanaan AS, Jakubovski E, et al. Aripiprazole Improves Associated Comorbid Conditions in Addition to Tics in Adult Patients with Gilles de la Tourette Syndrome. *Front Neurosci* 2016; 10:35)
107）Kano Y, Kono T, Matsuda N, et al. The impact of tics, obsessive-compulsive symptoms, and impulsivity on global functioning in Tourette syndrome. *Psychiatry Res* 2015; 226: 156-61.
108）van Balkom AJ, Emmelkamp PM, Eikelenboom M et al. Cognitive therapy versus fluvoxamine as a second-step treatment in obsessive-compulsive disorder nonresponsive to first-step behavior therapy. *Psychother Psychosom.* 2012; 81: 366-74.
109）Conelea CA, Walther MR, Freeman JB, et al. Tic-related obsessive-compulsive disorder (OCD): phenomenology and treatment outcome in the Pediatric OCD Treatment Study II. *J Am Acad Child Adolesc Psychiatry* 2014; 53: 1308-16.
110）Skarphedinsson G, Compton S, Thomsen PH, et al. Tics Moderate Sertraline, but Not Cognitive-Behavior Therapy Response in Pediatric Obsessive-Compulsive Disorder Patients Who Do Not Respond to Cognitive-Behavior Therapy. *J Child Adolesc Psychopharmacol* 2015; 25: 432-9.
111）March JS, Franklin ME, Leonard H, et al. Tics moderate treatment outcome with sertraline but not cognitive-behavior therapy in pediatric obsessive-compulsive disorder. *Biol Psychiatry* 2007; 61: 344-7.
112）星野恭子、長尾ゆり、木村一恵、他（２０１８）「Attention deficit hyperkinetic disorder（ＡＤＨＤ）67名

（Tourette 症合併38名）における Guanfacine (GXR) の臨床経験　第1報：有効性」『脳と発達』50：S338
113）長尾ゆり、星野恭子、木村一恵、他（2018）「Attention deficit hyperkinetic disorder（ADHD）67名（Tourette 症合併38名）における Guanfacine（GXR）の臨床経験　第2報：副作用」（会議録）『脳と発達』50：S339
114）Arnsten A, Steere J, Hunt R. (1996) The contribution of alpha-2 noradrenergic mechanisms of prefrontal cortical cognitive function. Potential significance for attention-deficit hyperactivity disorder. Archives of General Psychiatry 53: 448-455.
115）Hunt RD, Arnsten A, Asbell MD. (1995) An open trial of guanfacine in the treatment of attention-deficit hyperactivity disorder. *J Am Acad Child Adolesc Psychiatry*: 34(1): 50-54.
116）Chappell PB, Riddle MA, Scahill L, et al. (1995) Guanfacine treatment of comorbid attention-deficit hyperactivity disorder in Tourette’s syndrome: Preliminary clinical experience. *J Am Acad Child Adolesc Psychiatry* 34: 1140-1146.
117）Scahill L, Chappell PB, Kim YS, et al. A placebo-controlled study of guanfacine in the treatment of children with tic disorders and attention deficit hyperactivity disorder. *Am J Psychiatry* 2001; 158: 1067-1074.
118）野崎真紀、林雅晴（2022）「〈眠らない子ども～大人が今できること～〉発達に課題がある子どもの睡眠　発達障害児に対する薬物療法（メラトニンを中心に）」（解説）『チャイルド ヘルス』25 (7)：525－528

〈第5章〉

119）Cohen DJ, Bruun RD, Leckman JF, eds. Tourette's Syndrome and TIC Disorders: Clinical Understanding and Treatment. NY: John Wiley & Sons, 1988
120）Douglas W.W, John C.P, Susanna W.C, et al.（2018）『チックのための包括的行動的介入（CBIT）セラピストガイド』丸善

121) Verdellen C, van de Griendt J, Hartmann A, et al. (ESSTS Guidelines Group). European clinical guidelines for Tourette syndrome and other tic disorders. Part III: behavioural and psychosocial interventions. *Eur Child Adolesc Psychiatry* 2011; 20: 197-207.
122) Yates R, Edwards K, King J, et al. Habit reversal training and educational group treatments for children with tourette syndrome: A preliminary randomised controlled trial. *Behav Res Ther* 2016; 80: 43-50.
123) Rizzo R, Pellico A, Silvestri PR, et al. A Randomized Controlled Trial Comparing Behavioral, Educational, and Pharmacological Treatments in Youths With Chronic Tic Disorder or Tourette Syndrome. *Front Psychiatry* 2018; 9: 100.
124) Piacentini J, Woods DW, Scahill L, et al. Behavior therapy for children with Tourette disorder: a randomized controlled trial. *JAMA* 2010; 303: 1929-37.
125) Sukhodolsky DG, Woods DW, Piacentini J, et al. Moderators and predictors of response to behavior therapy for tics in Tourette syndrome. *Neurology* 2017; 88: 1029-36.
126) Bergin A, Waranch HR, Brown J, et al. Relaxation therapy in Tourette syndrome: a pilot study. *Pediatr Neurol* 1998; 18: 136-42.
127) Chunsong Yang , Xiao Cheng , Qiyunrui Zhang et al. Interventions for tic disorders: An updated overview of systematic reviews and meta analyses. Psychiatry Res. 2020 May; 287: 112905. doi: 10.1016/j.psychres.2020.112905.
128) Andrén P, Aspvall K, Fernández de la Cruz L, et al. Therapist-guided and parent-guided internet-delivered behaviour therapy for paediatric Tourette's disorder: a pilot randomised controlled trial with long-term follow-up. *BMJ Open* 2019; 9: e024685.
129) Nissen JB, Kaergaard M, Laursen L, et al. Combined habit reversal training and exposure response prevention in a group setting compared to individual training: a randcmized controlled clinical trial. *Eur Child Adolesc Psychiatry* 2019; 28: 57-68.
130) Rizzo R, Pellico A, Silvestri PR, et al. A Randomized Controlled Trial Comparing Behavioral,

Educational, and Pharmacological Treatments in Youths With Chronic Tic Disorder or Tourette Syndrome. *Front Psychiatry* 2018; 9: 100.
131) Sukhodolsky DG, Woods DW, Piacentini J, et al. Moderators and predictors of response to behavior therapy for tics in Tourette syndrome. Neurology 2017; 88: 1029-36. Day M, Clarke SA, Castillo-Eito L, et al. Psychoeducation for Children with Chronic Conditions: A Systematic Review and Meta-analysis. *J Pediatr Psychol* 2020; 45: 386-398.
132) Kepley HO, Conners S. Management of learning and school difficulties in children with Tourette syndrome. In: Woods DW, Piacentini JC, Walkup JT (eds). *Treating Tourette syndrome and tic disorders: a guide for practitioners.* New York: Guilford Press, 2007, pp.242-64.
133) Friedrich S, Morgan SB, Devine C. Children's attitudes and behavioral intentions toward a peer with Tourette syndrome. *J Pediatr Psychol* 1996; 21: 307-19.
134) Woods DW, Marcks BA. Controlled evaluation of an educational intervention used to modify peer attitudes and behavior toward persons with Tourette's Syndrome. *Behav Modif* 2005; 29: 900-12.
135) Woods DW, Piacentini J, Chang SW, et al. *Managing Tourette Syndrome: A Behavioral Intervention for Children and Adolescents: Therapist Guide.* New York; Oxford University Press, 2008.
136) 星野恭子、福水道郎、長尾ゆり、他（２０２２）「当院におけるトゥレット症に対する包括的行動的介入（CBIT）の効果」（会議録）『脳と発達』54（Suppl）：S216
137) Kaido, Hirabayashi, Muraseet al. Deep slow nasal respiration with tight lip closure for immediate attenuation of severe tics. *J Clin Neurosci* 2020 Jul; 77: 67-74. doi: 10.1016/j.jocn.2020.05.037.
138) Gilbert RW(2013) Tic modulation using sensory tricks. Tremor Other Hyperkinet Mov (N Y). 2013;3:tre-03-115-3129-1. doi: 10.7916/D81G0KZR.
139) Murakami J, Tachibana Y, Akiyama S,et al. Oral splint ameliorates tic symptoms in patients with tourette syndrome. *Mov Disord.* 2019 Oct; 34(10): 1577-1578. doi: 10.1002/mds.27819.

140）村上旬平、吉田篤、加藤隆史、他（２０２１）「Tourette 症候群のチック症状に対する歯科スプリントによる治療効果」（原著論文）『障害者歯科』42 (2)：１４７－１５２
141）村上旬平（２０２２）「〈咬合と全身の関わり〉Tourette（トゥレット）症候群と歯科スプリント治療 Tourette 症候群における歯科スプリントによるチック軽減効果」（解説）『小児歯科臨床』27 (9)：６－14
142）Kaido T, Otsuki T, Kaneko Y, et al. Deep brain stimulation for Tourette syndrome: a prospective pilot study in Japan. *Neuromodulation* 2011; 14: 123-8.
143）星野恭子、長尾ゆり、野崎真紀他（２０２２）「脳深部刺激（cm-pf 核）にて治療した重症トゥレット症7例」（会議録）『第16回パーキンソン病・運動障害疾患コングレスプログラム・抄録集』Ｐ95
144）星野恭子、林雅晴、木村一恵、その他（２０１８）「深部脳刺激（ＤＢＳ）により運動・非運動症状が改善したトゥレット症の１成人例」（会議録）『第12回パーキンソン病・運動障害疾患コングレスプログラム・抄録集』：Ｐ１０１
145）Schrock LE, Mink JW. Tourette Syndrome Association International Deep Brain Stimulation (DBS) Database and Registry Study Group. Tourette syndrome deep brain stimulation: a review and updated recommendations. *Mov Disord* 2015; 30: 448-71.
146）Efficacy and Safety of Deep Brain Stimulation in Tourette Syndrome: The International Tourette Syndrome Deep Brain Stimulation Public Database and Registry. *JAMA Neurol.* 75(3): 353-359. 201
147）Deep Brain Stimulation for Tourette-Syndrome: A Systematic Review and Meta-Analysis. Brain Stimul. 9(2): 296-304. 2016
148）Tourette Syndrome Deep Brain Stimulation: A Review and Updated Recommendations. *Movement Disorders;* 30(4): 2015
149）Kimura Y, Iijima K, Takayama Y, et al. Deep Brain Stimulation for Refractory Tourette Syndrome: Electrode Position and Clinical Outcome. Neurol Med Chir (Tokyo). 2021 Jan 15; 61(1): 33-39. doi: 10.2176/nmc.oa.2020-0202. Epub 2020 Nov. 26.
150）Ethics of Deep Brain Stimulation in Adolescent Patients with Refractory Tourette Syndrome: a

Systematic Review and Two Case Discussions. *Neuroethics* 11(2): 143-155. 2018
151）Roles of the thalamic CM-PF complex-Basal ganglia circuit in externally driven rebias of action. *Brain Res Bull.* 78(2-3): 75-9. 2009

〈第6章〉

152）Hong SB, Kim JW, Shin MS, et al. Impact of family environment on the development of tic disorders: epidemiologic evidence for an association. *Ann Clin Psychiatry* 2013; 25: 50-8.
153）Conelea CA, Woods DW. The influence of contextual factors on tic expression in Tourette's syndrome: a review. *J Psychosom Res* 2008; 65: 487-96.
154）新井卓（2018）「児童・思春期のチック・トゥレット症と周辺症状」『医学と薬学』75：25－9
155）本多和子（2018）『「何度言ったらわかるの?」を「できた!」に変える上手な伝え方』学研
156）有田秀穂（2006）『脳内物質のシステム神経生理学―精神精気のニューロサイエンス』中外医学社
157）有田秀穂（2011）『人間性のニューロサイエンス―前頭前野、帯状回、島皮質の生理学』中外医学社
158）瀬川昌也（2008）「〈知・情・意の神経学〉知・情・意の発達と脳」（解説）『BRAIN and NERVE：神経研究の進歩』60（9）：1009－1016
159）Principles of Neural science. Third edition Kandel et al. *Elsevier* 1991: 853-867.
160）Lapidus K, Stern E, Berlin H, et al. Neuromodulation for obsessive-compulsive disorder. *Neurotherapeutics.* 2014 Jul; 11(3): 485-95. doi: 10.1007/s13311-014-0287-9.
161）Sukhodolsky DG, Vitulano LA, Carroll DH, et al. Randomized trial of anger control training for adolescents with Tourette's syndrome and disruptive behavior. *J Am Acad Child Adolesc Psychiatry* 2009; 48: 413-21.

從「不一樣」到「被理解」,傾聽妥瑞症患者的聲音/星野恭子作；王韻絜譯. -- 初版. -- 新北市：世茂出版有限公司, 2025.08
面；　公分. --（生活健康；B511）
ISBN 978-626-7446-86-7（平裝）

1.CST: 妥瑞氏症 2.CST: 神經系統疾病

415.9896　　114006296

生活健康B511

從「不一樣」到「被理解」，傾聽妥瑞症患者的聲音

作　　者／星野恭子
譯　　者／王韻絜
主　　編／楊鈺儀
封面設計／林芷伊
出 版 者／世茂出版有限公司
地　　址／(231)新北市新店區民生路19號5樓
電　　話／(02)2218-3277
傳　　真／(02)2218-3239（訂書專線）
劃撥帳號／19911841
戶　　名／世茂出版有限公司
單次郵購總金額未滿500元（含），請加80元掛號費
世茂官網／www.coolbooks.com.tw
排版製版／辰皓國際出版製作有限公司
印　　刷／世和彩色印刷公司
初版一刷／2025年8月

ＩＳＢＮ／978-626-7446-86-7
ＥＩＳＢＮ／978-626-7446-84-3（EPUB）　978-626-7446-85-0（PDF）
定　　價／360元